38도 빨간불!

우리
아이
열나요

초판 1쇄 인쇄 2019년 12월 11일
초판 1쇄 발행 2019년 12월 18일

지은이 신재원
펴낸이 이범상
펴낸곳 ㈜비전비엔피 · 이덴슬리벨

기획편집 이경원 유지현 김승희 조은아 박주은 황서연
디자인 김은주 이상재 한우리
마케팅 한상철 이성호 최은석 전상미
전자책 김성화 김희정 이병준
관리 이다정

주소 우) 04034 서울시 마포구 잔다리로7길 12 (서교동)
전화 02)338-2411 **팩스** 02)338-2413
홈페이지 www.visionbp.co.kr
이메일 visioncorea@naver.com
원고투고 editor@visionbp.co.kr
인스타그램 www.instagram.com/visioncorea
포스트 post.naver.com/visioncorea

등록번호 제2009-000096호

ISBN 979-11-88053-76-6 13510

• 값은 뒤표지에 있습니다.
• 파본이나 잘못된 책은 구입처에서 교환해 드립니다.

이 도서의 국립중앙도서관 출판예정도서목록(CIP)은 서지정보유통지원시스템 홈페이지(http://seoji.nl.go.kr)와
국가자료공동목록시스템(http://www.nl.go.kr/kolisnet)에서 이용하실 수 있습니다.(CIP제어번호:CIP2019048917)

38도빨간불!

0~5세 아이 응급 상황 대처법

우리 아이 열나요

신재원 지음

이덴슬리벨

열나는 아이 때문에 걱정하는
엄마, 아빠에게

아이를 키우는 부모라면 누구나 한 번쯤은 열나는 아이 때문에 당황하거나 걱정한 경험이 있을 겁니다. 특히 첫 아이를 키우는 경우는 더 그렇습니다. 기도하는 마음으로 빨리 낫기를 바라며 아이 옆에서 밤을 꼬박 새우는 일도 많습니다. 당장 응급실에 가야 하는 건지, 어떤 해열제를 얼마만큼 먹여야 하는지. 초보 엄마, 아빠에게는 모두 어려운 일입니다.

급한 마음에 인터넷 검색을 하거나 육아 카페에 질문해 보지만 적절한 답을 찾기가 쉽지 않습니다. 사람마다 말이 다 다르고 의사가 아닌 일반인의 말을 어디까지 믿어야 할지 판단이 서지 않습니다.

제가 '열나요'라는 앱을 만들게 된 것도 어느 육아 카페에서 본 글과 댓글 때문이었습니다. 어떤 엄마는 아이가 37.2도로 열이 난다고 글을 올렸습니다. 의학적으로 열은 38도 이상이고 37.2도는 정상 체온이라는 사실을 모른다는 것이 제게는 충격이었습니다.

또 누군가가 열나는 아이에게 뭘 해 줘야 하는지 물으니 손발에 젖은 양말을 신기라는 댓글이 달렸습니다. 검색해 보니 젖은 양말을 신기는 것은 이미 많은 엄마 사이에서 공유되는, 의사인 저도 모르는 민간 비법이었습니다. 이래서는 안 되겠다고 생각해 체온 관리 앱인 '열나요'를 만들고, 엄마들을 위해 글을 하나씩 쓰기 시작했습니다. 가능하면 초보 엄마가 쉽게 이해할 수 있도록 쓰려고 노력했습니다. 어느덧 글이 수십 개가 되었고 책을 낼 수 있을 정도가 되었습니다.

사실 열이 난다는 것은 아이 몸에 이상이 생겼다는 신호입니다. 세균이나 바이러스에 감염되면 인체의 면역 시스템이 작동하면서 열이 나는 것입니다. 체온이 일정 수준 높아지면 세균이나 바이러스 증식이 억제됩니다. 면역 반응으로 인한 발열은 아이들이 흔히 겪는 증상입니다.

대부분 아이들은 감기같이 가벼운 질환 때문에 열이 납니다. 열이 난다고 해서 바로 응급 상황이라 할 수는 없습니다. 그러나 뇌수막염이나 요로 감염, 폐렴 같은 질병 역시 열을 일으킨다는 것을 염두에 두어야 합니다. 또 열 나는 자체는 병이 낫기 위한 과정이라고 이해하더라도, 심하면 아이가 힘들어할 수 있으니 신경을 써야 합니다.

열에 대한 공포로 그저 '해열'에만 급급하다 보면 오히려 아이가 더 고생할 수도 있습니다. 지나친 걱정에 앞서 열에 대해 잘 알아 둔다면 침착하게 대응할 수 있을 것입니다.

열이 나는 아이 때문에 걱정하고 고생하는 이 땅의 모든 엄마, 아빠에게 이 책을 바칩니다.

신재원 드림

목차

프롤로그

열나는 아이 때문에 걱정하는 엄마, 아빠에게 **4**

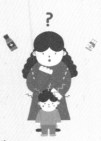

Chapter 1

열이 있어요. 어떻게 할까요?

01 체온을 재는 올바른 방법 **14**

02 아이가 열날 때 가장 먼저 해야 할 일 **20**

03 아이가 열날 때 체크해야 할 증상 **25**

04 열날 때 체온 재는 간격 **28**

05 해열제 안 쓰고 열 내리는 방법, 효과 있을까? **31**

06 미온수 마사지 바로 알기 **34**

07 미열이 있어요. 어떻게 할까요? **37**

08 열이 39도, 어떻게 대처할까요? **41**

09 열이 40도, 응급실에 가야 합니다 **44**

10 왜 열 조절에 실패할까요? **46**

11 급히 병원으로 가야 할 때 **51**

12 연휴 기간에 아이가 열이 나면 **56**

13 신생아 열날 때 대처법 **61**

14 2개월 아기, 해열제 먹여도 될까요? **63**

15 예방 접종 후 열날 때 어떻게 할까요? **67**

16 수분 섭취가 중요합니다 **72**

17 열성 경련, 올바른 대처법 **76**

18 열성 경련의 재발을 예방하려면 **79**

19 열꽃일까요? 발진일까요? **81**

20 열 있을 때 목욕, 괜찮을까요? **84**

Chapter
2

해열제에 관한 모든 것

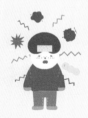

01 열날 때 꼭 해열제를 먹여야 할까요? **88**

02 언제 해열제를 먹일까요? **90**

03 자는 아이를 깨워서라도 해열제를 먹일까요? **94**

04 어떤 해열제를 먹일까요? **96**

05 우리 아이에게 맞는 해열제 용량은 **99**

06 적절한 해열제 복용 간격은 **104**

07 해열제 교차 복용, 올바른 방법은 **107**

08 해열제 과다 복용을 피하는 방법 **110**

09 해열제를 먹고 토하면 다시 먹여야 할까요? **113**

10 해열제가 효과 없을 때 점검할 사항 **116**

11 해열제를 먹여도 열이 38도, 어떻게 할까요? **119**

12 열이 떨어져도 처방받은 해열제를 다 먹이나요? **122**

13 해열제를 잘못 먹였을 때, 어떻게 대처할까요? **125**

Chapter 3

아이를 열나게 하는 질환들

01 어떤 병이 아이를 열나게 하나요? **132**

  Tip 로타바이러스 감염 **141**

02 이유 없이 열날 때, 의심되는 질환 **147**

  Tip 엔테로바이러스 감염 **152**

03 이런 질환일 때도 열이 납니다 **153**

  Tip 신생아 패혈증 **159**

  Tip 메르스 **160**

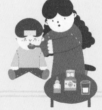

Chapter 4 우리 아이를
괴롭히는 질병 Best 6

01 중이염 **164**

02 독감 **169**

03 수족구병 **184**

04 요로 감염 **194**

05 가와사키병 **198**

06 뇌수막염 **201**

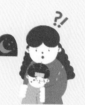

Chapter 5 아이가 열날 때 가장 궁금한
질문 27가지

이것만 알아도 걱정 없어요! **212**

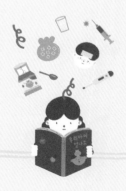

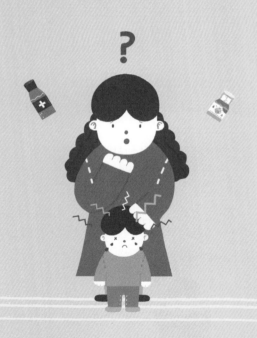

Chapter
1

열이 있어요.
어떻게 할까요?

01 체온을 재는 올바른 방법

열이 나는지 아닌지를 손으로 만져 보거나 이마를 짚어 보고 판단하는 것은 정확하지 않습니다. 체온을 바로 알기 위해 먼저 체온계를 준비하도록 합니다. 아이 키우는 집이라면 체온계는 필수입니다.

아이의 체온은 하루에도 몇 차례씩 달라집니다. 아침에는 낮고 저녁이 되면 높아집니다. 밥을 먹었다든가 신나게 뛰어놀았다면 체온은 올라갑니다. 그래서 체온은 식사 전 안정된 상태에서 재는 것이 좋다고 이야기합니다.

⊘ 체온계별 체온 재는 방법

여러 방식의 체온계를 시중에서 쉽게 구할 수 있습니다. 체온계는 각각 사용법이 다릅니다. 또 어떻게 재느냐에 따라 같은 체온계로 다른 결과가 나오기도 합니다.

겨드랑이 체온계	• 땀을 먼저 닦아 주세요. • 겨드랑이 가운데에 센서 부위를 끼워 넣고 팔을 몸에 붙입니다. • 가만히 5분 동안 기다렸다가 체온계를 꺼내 확인합니다. • 정확도가 높은 측정법입니다.
구강 체온계	• 체온 재기 15분 전부터는 차갑거나 뜨거운 물을 먹지 않도록 합니다. • 혀 밑에 체온계 끝을 놓고 입을 다뭅니다. 숨은 코로 쉽니다. • 말을 하거나 움직이지 않도록 하고 2분 뒤 체온계를 꺼내 확인합니다. • 깨물거나 뱉으려 하다 상처가 날 수 있어서 협조가 잘 되는 3세 이상 아이만 권장합니다. 수은 체온계는 위험할 수 있으니 되도록 쓰지 않는 게 좋습니다.
귀 체온계	• 체온계 끝이 고막을 향하도록 귓불을 뒤쪽 아래 방향으로 가볍게 당기면서 잽니다. • 체온이 표시될 때까지 1초에서 3초가량 기다리면 됩니다. • 비교적 정확하게 체온을 잴 수 있지만 귀지가 많으면 정확도가 떨어집니다. 적외선 센서가 고막 바깥의 벽을 향하면 체온이 낮게 나오니 고막 쪽으로 방향을 잘 잡아야 합니다.

이마 체온계	• 눈썹 위에서 관자놀이 쪽으로 2~3cm 부위에 체온계를 놓고 알림음이 날 때까지 기다립니다. • 땀이 난다면 귓불 뒷부위를 측정하도록 합니다. • 체온을 간편하고 빠르게 잴 수 있지만 땀이나 주변 온도의 영향을 받기 쉽습니다.
항문 체온계	• 체온계에 바셀린을 조금 바르고 항문을 손으로 살짝 벌립니다. • 1cm 정도 살살 밀어 넣습니다. 갑자기 움직여 찔리지 않도록 아이를 잘 잡고 있어야 합니다. • 3분쯤 기다렸다 꺼내 체온을 확인합니다. • 신생아의 체온을 잴 때 유용합니다. 처음에는 겁나겠지만 표시만큼만 항문에 넣으면 상처 낼까 걱정하지 않아도 됩니다.

⊘ 우리 아이 평소 체온은

아이들의 체온은 나이나 환경에 따라 그 범위가 다릅니다. 체온을 재는 부위나 체온계에 따라서 조금씩 달라집니다. 그래서 평상시 우리 집 체온계로 아이의 체온을 재서 알아 두면 열날 때 큰 도움이 됩니다.

우리 아이의 시간대별 체온을 알고 있다면 지금 열이 있는지를 제대로 판단할 수 있습니다. 평소보다 1도 이상 올라갔다면 확실히 열이 있는 것이므로 경각심을 가지고 아이를 봐야 합니다.

똑같이 38도라도 평소 체온이 37도인 아이와 36도인 아이의 상태는 다를 수 있습니다.

체온이 오르면 우리 몸은 에너지를 더 많이 쓰면서 수분이 부족하게 됩니다. 열이 1도 오르면 대략 하루 필요량의 10퍼센트에 해당하는 수분이 더 필요합니다.

따라서 평소 체온이 낮은 아이는 똑같이 열이 38도라도 수분을 더 많이 빼앗긴 상태입니다. 그만큼 수분 섭취가 더 필요한 것입니다.

반대로 체온이 조금 높게 유지되는 아이는 38도 정도의 열에도 여느 때와 다름없이 지내는 편입니다. 치명적인 세균 감염증이 아닌 이상 대체로 잘 놀고 잘 잡니다.

평소 우리 아이의 체온을 자주 재서 정확하게 알아 둔다면 아이가 열이 날 때 좀 더 현명하게 대처할 수 있을 것입니다.

나이에 따른 체온 차이

신생아의 정상 체온 범위는 36.5도에서 37.0도 사이로 좁은 편입니다. 이후 체온 조절 능력이 생기면서 조금씩 범위가 넓어집니다. 두 살쯤이면 35.5도에서 37.4도 정도를 정상 체온 범위로 볼 수 있습니다.

환경에 따른 체온 차이

옷을 두껍게 입거나 난방을 세게 하고 생활하면 체온이 높아집니다. 더운 날 밀폐된 차 안에서는 체온이 위험할 정도로 높아지기도 합니다.

단순히 계절이나 날씨의 변화에 따라 체온이 쉽게 정상 범위를 벗어나지는 않지만 정상 범위 내에서는 변동이 있을 수 있습니다.

측정 부위에 따른 체온 차이

겨드랑이 체온은 평균 36.2도 정도입니다. 항문 체온계로 재는 직장 체온은 평균 37도 정도로 가장 높습니다. 흔히 사용하는 귀 체온계로 재는 고막 체온은 평균 36.6도로 중간 값을 보입니다.

체온 변화를 정확히 알기 위해서는 계속 같은 부위를 측정해야 합니다.

겨드랑이 체온을 쟀을 때는 37.3도 이상이면 열이 있다고 할 수 있습니다. 이에 비해 직장 체온이나 고막 체온은 38도 이상일 때 열이 난다고 하겠습니다.

Check Point
시중에서 판매하는 체온계는 위아래로 0.2도 정도의 오차가 날 수 있습니다. 따라서 가지고 있는 체온계로 평소 우리 아이의 체온을 알아두는 것이 좋습니다. 평소 체온보다 1도가 높으면 열이 있다고 생각할 수 있고 1.5도 이상이 올라가면 확실히 열이 있다고 하겠습니다.

02 아이가 열날 때
가장 먼저 해야 할 일

아이가 열이 나기 시작하면 엄마는 당황해서 어쩔 줄 모릅니다. 급한 마음에 인터넷 검색을 하기도 하고 육아 카페에 질문도 해 봅니다. 그러나 마음처럼 완벽한 대답을 얻기가 쉽지는 않습니다.

실제로 아이가 열이 오르는데 척척 대처하는 게 쉬운 일은 아닙니다. 먼저 엄마가 해야 할 일의 우선순위를 정하는 것이 중요합니다.

차근차근 다음 네 단계를 밟는다고 생각하면 되겠습니다.

⊘ 첫 번째, 아이 상태 파악하기

가장 중요한 것은 아이가 보채거나 늘어지는가, 아니면 잘 놀고 잘 먹는가입니다. 열이 어느 정도 나더라도 잘 놀고 상태가 좋으면 급하게 응급실로 갈 필요는 없습니다. 다만 백일 이하 아기는 열이 38도 이상이라면 즉시 병원에 가는 것이 좋습니다.

어떤 동반 증상이 있는지 파악하는 것도 중요합니다. 예를 들어 두통과 구토가 있다면 뇌수막염이 의심되니까 빨리 응급실로 가는 것이 좋습니다. 또 소변을 8시간 이상 보지 않고 탈수 증상이 의심되면 수액 치료를 고려해야 합니다.

즉 이 단계에서는 당장 병원에 갈 정도인지를 판단하는 것이 핵심입니다.

대개 처음 열이 나면서 아이가 축 처지면 원인을 찾기 위해 밤에라도 병원으로 가는 것이 좋습니다. 그러나 아이 상태가 괜찮으면 밤새 해열제를 먹이면서 지켜보고 다음 날 소아과에 가면 됩니다.

⊘ 두 번째, 해열제 쓰기

두 번째로 중요한 것은 해열제입니다. 해열제를 언제부터 먹일 건지, 얼마만큼 먹일 건지, 먹는 간격은 어떻게 할 건지 결정해야 합니다.

해열제 먹이는 타이밍을 명확하게 이야기하긴 쉽지 않습니다. 38.5도 이상일 때, 혹은 38도 이상이면서 아이가 보채거나 처졌을 때 해열제를 쓰지만 절대적인 것은 아닙니다. 다만 38도 이하일 때는 특수한 경우를 빼고는 해열제를 먹이지 않습니다.

잘 놀면 39도까지는 해열제를 주지 않아도 되기는 합니다. 하지만 그러다가 갑자기 열이 치솟거나 탈수가 와버리기도 해서 주의해야 합니다.

해열제는 기본적으로 한 가지 종류를 4~6시간 정도간격을 두고 씁니다. 그리고 중간중간 2~3시간마다 열을 재 봅니다. 38.5도 이상이거나 38도 이상이면서 보채거나 처지면 다른 종류 해열제를 교차 복용할 수 있습니다. 단, 교차 복용을 하면 해열제를 너무 많이 먹이게 될 수 있으므로 주의해야 합니다.

해열제 하루 허용량을 관리하는 것이 중요합니다. 하루에 이 해열제를 몇 ml까지 쓸 수 있을까 계산할 때는 대략 한 가지 해열제당 체중 곱하기 2만큼이라고 생각하면 됩니다. 아이가 10kg인 경우 아세트아미노펜 계열 20ml, 이부프로펜 계열 20ml를 각각 먹일 수 있는 셈입니다.

⊘ 세 번째, 탈수 예방과 교정

해열제를 먹였으면 다음으로는 탈수가 오지는 않는지 신경 써야 합니다.

보통 해열제를 먹이고 나서는 미온수 마사지를 하느라 진을 뺍니다. 그런데 사실 미온수 마사지보다 탈수가 오지 않도록 하는 것이 훨씬 중요합니다.

체온이 1도 오를 때 10퍼센트의 수분이 더 필요합니다. 아이에게 틈나는 대로 물을 계속 먹이면 탈수를 막고 탈수 열을 예방할 수 있습니다.

탈수가 이미 왔다면 이온음료나 탈수 교정 음료(페디라 등)를 먹이는 것이 좋습니다.

⊘ 네 번째, 그 밖에 도움되는 대처법

많은 엄마가 인터넷에서 보고 미온수 마사지를 열심히 합니다. 그런데 미온수 마사지는 생각보다 효과가 크지 않습니다.

열 내리는 것은 해열제에 맡기고 엄마는 아이에게 탈수가 일어나지 않도록 관리에 전념하는 게 좋습니다.

미온수 마사지를 하다가 오한이 생기면 열이 더 오르기 때문에 주의해야 합니다. 또 팔과 다리는 말초혈관을 수축시키므로 미온수로 마사지하지 않습니다.

만약 오한이 왔다면 몸을 따뜻하게 해 줍니다. 미온수 마사지는 오한이 있다면 금지입니다. 알맞은 실내 온도는 24~25도 정도입니다. 아이 옷을 다 벗기기보다는 얇은 옷을 입히는 게 좋습니다.

Check Point
미열일 때는 굳이 미온수 마사지를 할 필요가 없습니다. 고열이더라도 일단 해열제를 먹인 뒤 최소 30분, 보통은 1시간을 기다려 봅니다. 그래도 체온이 내려가지 않으면 그때 미온수 마사지를 하는 것이 좋습니다.

03 아이가 열날 때 체크해야 할 증상

열날 때 가장 중요한 것은 당장 병원에 가야 하는 증상이 있는지 없는지 확인하는 것입니다. 평소와 다름없이 잘 놀고 보채지 않고 소변량이 정상이라면 열이 난다고 해서 너무 두려워할 필요는 없습니다.

아기가 열날 때 의사들이 중요하게 생각하는 것은 아이의 상태입니다. 39도 이상 고열이 나면서 아프게 보인다는 것은 패혈증 등 심각한 질환을 의심할 만한 위험 징후입니다.

열이 나면서 다음과 같은 증상이 나타나면, 빨간불이

라고 생각해야 합니다.

- ▸ 아이가 잘 놀지 않고 처집니다. 힘이 없어 보이고 활동량이 눈에 띄게 줄어듭니다. 잠만 계속 잔다든지, 심하게는 혼수상태와 비슷한 양상을 보입니다.
- ▸ 반대로 보채고 짜증을 내며 계속 울거나 흥분 상태일 때도 있습니다.
- ▸ 잘 먹지 않는 것은 매우 안 좋은 신호입니다. 특히 수유하는 아기가 열이 나면서 잘 먹지 않으면 단 몇 시간 만에 탈수에 빠질 수도 있습니다.
- ▸ 사지가 창백해 보입니다. 팔다리의 혈관이 수축해 나타나는 현상으로 저혈압의 징후라고 볼 수 있습니다.
- ▸ 구토는 장염 증상이기도 하지만 말로 표현 못 하는 아기가 열이 나면서 자꾸 토한다면 뇌수막염을 의심할 수 있습니다.
- ▸ 패혈증으로 저혈압 상태가 되면 이를 보상하기 위해 호흡수와 심장 박동 수가 빨라집니다.
- ▸ 소변량이 줄어듭니다. 탈수 때문일 수도 있지만 소

변량이 심하게 줄어드는 것은 패혈증으로 콩팥이 손상되며 나타나는 증상일 수도 있습니다.

이러한 증상이 있다면 즉시 의사의 진료를 받는 것이 좋습니다.

혀와 입술이 마르거나 소변량이 줄어드는 것은 탈수 증상입니다. 아이가 처지는 모습을 보이거나, 해열제를 먹여서 열이 떨어졌는데도 아이의 활동량이 늘어나거나 컨디션이 회복되지 않고 계속 처져 있다면 탈수를 의심할 수 있습니다.

38도나 38.5도 정도의 열에는 이런 증상이 잘 나타나지 않지만 혹시 탈수가 일어나는지 잘 살펴야 합니다.

04 열날 때 체온 재는 간격

열 질환이나 감염증으로 병원에 입원하면 의사가 아이 상태에 따라 열 재는 횟수를 정하고 간호사가 시간마다 와서 열을 잽니다. 하지만 병원이 아닌 이상 엄마가 체온을 재야 합니다. 그러다 보니 집에서는 체온을 너무 자주 재는 경향이 있습니다.

20분, 30분마다 재는 경우도 흔하고 심하면 10분에 한 번씩 재기도 합니다. 열이 떨어져야 한숨 돌릴 수 있는 엄마 마음에 그럴 수 있지만 너무 자주 재는 것은 아이에게 큰 스트레스이기 때문에 체온을 재는 적절한 간격을

알아 두면 좋겠습니다.

미열이 날 때	37.5도 이상 38도 이하를 미열이라고 합니다. 미열일 때 아이 상태가 괜찮다면 체온을 너무 자주 잴 필요는 없습니다. 2시간 간격 정도면 적당합니다. 이 시점에서는 열을 자주 재는 것보다는 아이 상태를 잘 관찰하는 것이 중요합니다. 힘없이 처지거나 보채는 경우 체온을 1시간에 한 번씩 재서 38도 이상이면 해열제를 먹이도록 합니다. 열성 경련이 있었다면 38도가 넘는지 1시간 간격으로 재보는 것이 좋습니다.
38도~39도	열이 나는 상태입니다. 기본적으로 열을 1시간 간격으로 재도록 합니다. 해열제를 먹였다면 해열제 최대 작용 시간까지는 기다려보도록 합니다. 보통 2시간 정도가 해열제 작용이 최대인 시간입니다. 따라서 해열제를 먹이지 않았으면 1시간, 해열제를 먹였으면 2시간 간격으로 체온을 재면 됩니다.
39도 이상	열이 39도 이상이면 고열이라고 합니다. 고열 상태에서는 해열제를 먹이고 2시간 뒤에 체온을 재면 됩니다. 2시간 뒤 38.5도 이상이라면 해열제를 한 번 더 먹이는 것을 고려합니다. 만약 해열제를 먹이지 않는다면 1시간 뒤 체온을 재도록 합니다.

Check Point

체온을 재서 기록해 두면 아이 상태 파악에 큰 도움이 됩니다. 요즘에는 '열나요' 같은 스마트폰 앱에 입력해서 쉽게 관리할 수 있습니다. 아이 열을 재서 입력한 수치로 그래프를 그려 아이가 좋아지고 있는지 나빠지고 있는지 한눈에 알 수 있습니다. 체온 잴 시간에 알람을 주는 기능도 매우 유용합니다.

05 해열제 안 쓰고 열 내리는 방법, 효과 있을까?

아이가 열나면 열을 내리려고 이런저런 방법을 써 보기도 합니다. 미온수 마사지, 쿨패치 붙이기, 젖은 양말 신기기, 미지근한 물에 담그기, 옷 벗기기 등등 여러 방법이 동원됩니다.

그러나 이중 권장할 만한 방법은 미온수 마사지밖에 없습니다. 미온수 마사지도 때에 따라 제한적으로 해야 합니다. 해열제를 먹고 보조적인 방법으로 사용하거나 39도 이상 고열에서 열을 빨리 떨어뜨리기 위해 하는 것이 미온수 마사지입니다. 미지근한 물로 얼굴과 목, 가슴

부분을 닦아 주며 손발이나 팔다리는 닦아 주지 않습니다. 특히 열성 경련이 있을 때는 미온수 마사지가 도움이 됩니다.

이마에 주로 붙이는 쿨패치는 시원한 느낌이 들 수는 있겠지만 열을 떨어뜨리지는 못합니다. 그냥 물수건을 짜서 이마에 올려놓는 것과 다를 바 없습니다.

젖은 양말 신기기는 하면 안 되는 방법입니다. 미온수 마사지를 손발에 하지 않는 이유와 비슷합니다. 열이 날 때는 체온 조절 중추가 말초 혈관을 수축시켜서 열을 발생시킵니다. 젖은 양말을 신기면 일시적으로 효과가 있을지도 모릅니다. 하지만 말초 혈관이 더욱 수축해 혈액 순환도 안 되고 오히려 열을 더 높이는 결과를 불러올 수 있습니다.

미지근한 물에 담그기도 마찬가지로 혈관을 수축시킬 수 있습니다. 체온을 빨리 떨어뜨리는 효과는 있지만 40.5도 이상 고열에서만 제한적으로 사용하는 것이 좋습니다.

열날 때 따뜻하게 해서 땀을 빼 줘야 한다는 말도 있

는데 열이 오르고 있는 시점에 덥게 하는 것은 좋지 않습니다. 그렇다고 옷을 다 벗기기보다는 얇은 민소매 티 같은 것을 입히는 게 낫습니다. 특히 오한이 있을 때는 옷을 다 벗기면 안 됩니다. 얇은 이불이라도 덮어서 춥지 않게 해 줍니다.

check point
열을 꼭 떨어뜨려야 한다면 해열제를 적절하게 사용하는 것이 가장 좋습니다. 해열제 먹는 것이 무조건 좋다고는 할 수 없지만 무조건 나쁘다는 것도 잘못된 생각입니다.

06 미온수 마사지 바로 알기

미온수 마사지는 아이의 몸을 미지근한 물로 닦아 주며 체온을 떨어뜨리는 방법입니다. 그런데 미온수 마사지에 대해 잘못 알려진 부분이 많습니다. 미온수 마사지는 어디까지나 보조적인 방법입니다. 특히 고열일 때 미온수 마사지만 고집하면 고생은 고생대로 하고 열이 떨어지지 않습니다.

미온수 마사지는 다음과 같은 경우에만 제한적으로 하도록 합니다.

◎ 해열제를 먹인 뒤 보조적으로 사용

대개는 해열제를 먹여도 열이 금방 떨어지지 않습니다. 보통 해열제를 먹인 뒤 30분 정도면 열이 떨어지지만 때로는 2시간은 돼야 해열제의 효과가 나타납니다. 따라서 39도 이상 고열일 때, 혹은 38도 이상이면서 아이가 처지거나 힘들어할 때 30분 정도 지켜본 뒤 미온수 마사지를 합니다. 해열제의 효과가 충분치 않으니 빠른 해열을 위해 미온수 마사지를 하는 것입니다. 그러나 체온이 37.5도에서 38도 정도라면 미온수 마사지를 할 필요는 없습니다.

◎ 처음 체온이 너무 높을 때

처음 체온이 40도 이상으로 고열이라면 급하게 열을 떨어뜨려야 합니다. 해열제를 먹이고 미온수 마사지를 같이 합니다.

◎ 열성 경련이 있는 경우

경련이 있으면 해열제를 먹이기 어려우므로 미온수

마사지를 합니다. 단지 해열제 쓰는 게 싫어서 미온수 마사지를 하는 것은 추천하지 않습니다.

열이 38도 이상이면서 아이가 조금 처지거나 칭얼대는 경우, 혹은 열이 39도 정도일 때는 그냥 해열제를 먹이는 것이 답입니다. 미온수 마사지는 어디까지나 보조적인 방법임을 명심해야 합니다. 특히 아이가 잘 자고 있다면 굳이 벗겨서 몸 전체를 닦지 않아도 됩니다.

미온수는 32~35도 사이로 미지근한 정도여야 합니다. 닦는 부위는 얼굴과 목, 가슴쯤이면 충분합니다. 찬물을 사용하면 반동 작용으로 체온이 더 오를 수 있어 주의해야 합니다.

07 미열이 있어요. 어떻게 할까요?

고막 체온을 기준으로 37.5도 미만이 정상 체온입니다. 37.5도를 넘으면 미열이라고 합니다. 38도를 넘으면 열이라고 하고 39도 이상은 따로 분류하지는 않지만 통상적으로 고열이라고 합니다.

아이에게 미열이 있는 상황은 흔히 겪는 일입니다. 그런데도 매번 부딪힐 때마다 고민이 생깁니다. 병원을 데려가야 할까. 해열제를 먹여야 할까. 아니면 미온수 마사지를 해 줄까. 경험 없는 엄마는 더 혼란스럽습니다.

미열일 때는 이렇게 하면 됩니다.

⊘ 원인을 생각해 봅니다

가장 흔한 상황은 가벼운 감기이거나 예방 접종을 한 뒤 면역 체계가 발동돼 생기는 미열입니다. 하지만 본격적인 감염의 시초 증상일 수 있어서 갑자기 미열이 생겼다면 의사의 진료가 필요한 경우도 많습니다.

밤이라면 미열이 있다고 당장 응급실로 갈 필요는 없습니다. 잘 지켜보고 다음 날 병원에 가면 됩니다.

⊘ 주기적으로 체온을 잽니다

아이가 미열이 나면 엄마는 초조한 마음에 5~10분마다 한 번씩 체온을 재기도 합니다. 그런데 너무 자주 재는 것은 바람직하지 않습니다. 아이가 스트레스를 받을 수도 있습니다. 체온 재는 것은 2시간 간격이면 충분합니다.

백일 이하 신생아나 이전에 열성 경련이 있었던 아기는 1시간 간격으로 재도록 합니다.

⊘ 미온수 마사지는 하지 않습니다

미열일 때는 굳이 열을 내리려고 하지 않아도 됩니다. 실내 온도를 20도에서 25도 사이로 맞추고 얇은 옷을 입히는 것으로 충분합니다.

미열이 난다는 것은 우리 몸의 면역 체계가 정상 가동되고 있다는 뜻입니다. 억지로 열을 내려서 방해할 필요는 없습니다.

미온수 마사지는 앞서 이야기했듯 고열이 날 때 해열제를 먹이고 보조적으로 열을 빨리 떨어뜨리기 위해 쓰는 방법입니다. 미열에서는 절대 미온수 마사지를 하지 않도록 합니다.

⊘ 해열제는 먹이지 않습니다

해열제는 체온이 38.5도 이상이거나 38도 이상이면서 상태가 안 좋을 때 먹이면 됩니다. 미열일 때는 미온수 마사지를 하지 않는 것과 같은 이유로 해열제도 먹이지 않습니다.

단, 미열인데도 해열제를 쓸 때가 있습니다. 이전에 열성 경련을 한 적이 있다면 37.8도부터는 해열제를 먹이라고 많은 의사가 권고하고 있습니다.

해열제를 먹인다고 해서 열성 경련이 예방되는지는 아직 불분명합니다. 그러나 열성 경련을 했던 아이는 짧은 시간에 열이 급격히 올라가는 경우가 많아서 해열제를 조금 더 공격적으로 사용합니다.

⊘ 수분을 섭취하게 합니다

미열이 생기면 몸에서 필요한 수분량이 많아지기 시작합니다. 특히 잘 먹지 않는 아기는 탈수가 빠르게 진행돼 열이 급격히 오를 수 있습니다. 그러므로 탈수 예방에 초점을 맞춥니다.

체중의 열 배 정도에 해당하는 용량(㎖)의 물을 추가로 먹이도록 합니다. 아이가 10kg인 경우 100ml를 더 먹이면 됩니다.

08 열이 39도, 어떻게 대처할까요?

아이 열이 39도면 엄마는 당황합니다. 응급실에 가야 하나 말아야 하나 고민입니다. 같은 39도라도 대처 방법은 아이의 개월 수에 따라 다릅니다.

⊘ 백일 이전 신생아

열이 39도면 즉시 병원이나 응급실을 방문하는 것이 좋습니다. 이 시기의 열은 패혈증일 가능성이 있습니다. 열나는 원인이 바이러스인지 세균인지 빨리 알아내야 하니 바로 병원에 가도록 합니다.

⊘ 4~6개월

해열제를 쓰는 것이 좋습니다. 특히 4~6개월 사이 아기에게는 아세트아미노펜 계열 해열제를 추천합니다. 이 시기 아기에게는 아세트아미노펜과 이부프로펜, 덱시부프로펜 중 아세트아미노펜만 의사 처방 없이 먹일 수 있습니다.

⊘ 6개월 이상

6개월 넘은 아이는 어떤 해열제를 복용해도 괜찮습니다. 다만 용량을 너무 적게 먹이면 열이 충분히 떨어지지 않을 수 있습니다.

대개 체중의 1/3~1/2 사이를 먹이는 용량으로 추천합니다. 39.5도 넘는 고열이라면 체중의 절반 정도를 먹이는 것이 좋습니다. 예를 들어 체중이 10kg이면 5ml를 먹이면 됩니다.

대부분 해열제를 먹이고 1시간 내로 열이 떨어집니다. 만약 열이 그대로라도 2시간까지는 해열제를 더 먹이지 않고 지켜보는 것이 좋습니다. 과다 복용할 위험이 있기 때문입니다.

기다리는 동안 미지근한 물로 아이의 얼굴과 몸을 닦아 주도록 합니다. 이때 손이나 발 같은 말초 부위는 닦아 주지 않는 것이 좋습니다. 열이 나서 말초 혈관이 수축하면 손발은 오히려 차가워집니다.

실내 온도는 25도를 넘지 않도록 선선하게 합니다. 그렇다고 20도 이하로 춥게 해서는 안 됩니다. 홀딱 벗기기보다는 얇은 옷을 입히는 게 좋습니다. 기저귀의 소변량을 5~6시간 정도마다 체크해서 탈수가 있는지 확인하는 것도 잊지 말아야 합니다.

09 열이 40도, 응급실에 가야 합니다

백일 이전 신생아가 38도 이상 열이 나면 응급실에 가야 합니다. 아기 열이 39도 이상이면서 아파 보이면 당장 의사의 진료가 필요합니다.

그런데 열이 40도면, 앞뒤 조건 따질 게 없습니다. 즉시 의사를 만나야 합니다.

40도 이상의 열은 세균 감염과 그로 인한 패혈증 때문일 가능성이 있습니다. 실제로 40도 이상 열이 있던 아기 중 10퍼센트는 혈액 배양 검사에서 세균이 나왔다는 보고가 있습니다. 혈액 속에 세균이 돌아다니면서 전신 장기를 공격하는 것이 바로 패혈증입니다.

따라서 병원에서 진단을 받지 않은 상태인데 열이 40도를 찍었다면 즉시 병원으로 가야 합니다. 이런저런 검사를 받아 원인을 찾고 경험적 판단에 따른 항생제 치료를 권하고 싶습니다.

다만 이미 열감기, 돌발진이나 편도염 등으로 진단을 받은 상태에서 일시적으로 40도를 넘는 경우가 있습니다. 이런 때 아이 상태가 괜찮다면 급하게 응급실로 갈 필요는 없습니다. 해열제나 처방받은 항생제를 복용하면 됩니다.

그러나 아이가 처지거나 보채는 경우, 소변량이 줄고 호흡이 가쁘거나 자꾸 토하면 밤에라도 응급실에 가야 합니다. 약을 먹어도 열이 잘 떨어지지 않는다면 의사를 만나 다시 아이의 상태를 평가받는 것이 좋습니다.

10 왜 열 조절에 실패할까요?

　아이가 열나는 상황을 자주 겪으면서도 매번 판단하기가 어렵습니다. 집에서 대처하다가 밤에 열이 더욱 심하게 오르면 결국 응급실로 가게 되는데 바로 '열 조절'에 실패하기 때문입니다. 열만 잘 조절해 줘도 대부분 응급실까지는 가지 않아도 됩니다. 그렇다면 열 조절에 실패하는 이유는 무엇인지 짚어 보겠습니다.

⊘ 해열제 용량 부족
　아마 해열제를 적게 써서 효과를 못 본 경우가 가장

많을 것입니다. 특히 타이레놀이나 챔프 같은 아세트아미노펜 계열의 약은 아주 오래전에 승인을 받아서 소아의 복용량이 적게 설정돼 있습니다. 최근 나온 맥시부펜 같은 약은 이러한 점 때문에 복용량을 늘렸습니다. 맥시부펜이 더 잘 듣는다고 느낀다면 실제로는 해열제 용량의 차이라고도 볼 수 있습니다.

10kg 아기가 먹어야 하는 해열제 용량은 타이레놀 계열은 3~5ml 정도이고 부루펜이나 맥시부펜 같은 이부프로펜 계열은 최소 용량이 4ml부터입니다.

실제로 열 때문에 응급실에 갔을 때 다른 계열 해열제를 체중의 50퍼센트 정도로 먹이면 열이 떨어지는 경우가 많습니다.

⊘ 탈수 예방 실패

10kg 이하 작은 아기는 열이 나면 탈수가 잘 발생합니다. 만약 아기가 10kg이면 평소 하루 수분 섭취량은 1,000ml가 필요합니다.

20kg이면 수분 섭취 필요량이 2,000ml 아닌 1,500ml

가 됩니다. 30kg이면 1,600~1,700ml로 20kg일 때와 큰 차이가 없습니다.

만일 열 때문에 식욕이 없어서 먹는 양이 줄어든다면 똑같이 200ml가 줄어도 10kg인 아기는 20퍼센트가 감소하는 것입니다. 반면 20kg이면 13퍼센트만 감소하는 셈입니다.

더구나 열이 1도 오르면 10퍼센트, 2도 오르면 20퍼센트의 수분을 더 소모합니다. 10kg 아기가 39도의 열이 나면서 20퍼센트를 덜 먹는다면 수분이 약 400ml 부족한 것입니다.

이 정도면 하루 섭취량의 거의 절반에 해당하는 양입니다. 이런 경우 대개 수액 치료가 필요해서 어쩔 수 없이 응급실에 가게 됩니다. 따라서 열날 때 엄마가 가장 신경 써야 할 것이 수분 섭취입니다.

탈수가 오면 장 운동성도 낮아집니다. 구토를 하면서 약을 다 토해 버리는 경우도 많습니다. 저도 아이가 아플 때 이 경우가 가장 힘들었습니다.

⊘ 보조적인 방법에 지나치게 의존

흔히 하는 미온수 마사지는 보조적인 방법입니다. 해열제를 먹이기 싫어서 미온수 마사지를 한다 해도 고생만 하고 열은 생각보다 많이 떨어지지 않습니다.

미온수 마사지는 해열제를 먹인 뒤에도 열이 잘 떨어지지 않을 때에 합니다. 오한이 있다면 절대 하지 않습니다. 손발이 차다면 양말을 신겨서 따뜻하게 해 줍니다.

열이 떨어지지 않을 때는 미온수 마사지보다는 해열제 교차 복용을 합니다. 한 가지 해열제를 4~6시간 간격으로 먹이면서 중간중간 2~3시간째 38.5도 이상이면 다른 계열 해열제를 먹이는 방법입니다. 보통 아세트아미노펜 계열 해열제가 하루 허용량이 많아서 주 해열제로쓰고 이부프로펜 계열을 보조 해열제로 씁니다.

⊘ 해열제가 듣지 않는 질환

요로 감염과 독감, 일부 편도염이나 중이염, 기관지염은 해열제만으로 열이 잘 떨어지지 않습니다. 따라서 해열제를 충분히 바꿔 가며 먹여도 열이 39도 이하로 내려

가지 않는다면 항생제가 필요한 세균 감염을 생각해야
합니다.

한편 가와사키병은 항생제가 필요한 질환은 아니지만
해열제가 잘 듣지 않는 고열이 5일 이상 갑니다.

이 네 가지를 잘 기억하면 열 조절에 실패하는 일이
줄어들 것입니다.

11 급히 병원으로 가야 할 때

열이 나는 데는 다양한 원인이 있습니다. 그중 당장 응급실에 가서 치료받아야 하는 상황은 많지 않습니다. 하지만 아이가 열이 날 때 중요한 두 가지를 기억해야 합니다. 하나는 고열로 탈수가 오지는 않았는가. 또 하나는 열의 원인이 무엇인가, 혹시 뇌수막염 같은 응급 질환은 아닌가. 탈수가 왔다면 아이는 처지거나 늘어지고 활동량이 줄어들면서 보챌 것입니다. 또 소변량이 줄어들고 물을 급하게 먹는 증상이 나타납니다.

물론 탈수가 있다고 다 병원에 가야 하는 것은 아닙니

다. 아이가 잘 놀거나 잘 자면 급하게 응급실에 갈 필요는 없습니다. 그러나 물이나 분유, 모유를 잘 먹지 못할 때는 집에서 어떻게 하기가 어렵습니다. 이런 때는 수액 치료를 위해 병원에 가야 합니다. 또 설사나 구토를 동반한 열이라면 탈수 위험이 커지기 때문에 아이가 처지거나 먹는 양이 줄어들면 응급실에 가는 것이 좋습니다.

응급실에 가면 아마도 열의 원인을 찾기 위해 아이의 귀, 코, 목을 다 진찰하고 피 검사와 엑스레이 검사, 소변 검사를 할 것입니다.

이미 낮에 병원을 다녀와 열의 원인을 알고 있다면 응급실에 갈 필요는 없습니다. 중이염이나 편도염인데 그날 밤에 피 검사, 소변 검사를 급하게 할 이유는 없다는 이야기입니다.

그러나 열이 처음 나는 상황인데 구토를 하거나 의식 저하가 있거나 40도 이상의 고열이라면 이야기는 달라집니다. 열의 원인부터 파악해야 하니 밤에라도 응급실에 가는 것이 좋습니다. 기침, 가래 같은 호흡기 증상이 있을 때는 아이가 숨쉬기 힘들어하는지, 쉰 목소리를 내는지 등이 판단 기준입니다.

이런 때는 바로 가까운 병원이나 응급실로 가시기 바랍니다.

특히 아기가 밤에 열나면 때로는 응급실에 가야 합니다. 문제는 언제 응급실에 가야 하는지 잘 알지 못한다는 것입니다.

응급실이 너무 멀어서, 근처 응급실에 소아과 의사가 없어서, 응급실에 갔다가 고생한 경험이 있어서 가기 망설여질 때도 있습니다. 반대로 불안하고 걱정돼서 응급실에 안 가도 되는데 가는 경우도 많습니다.

응급실에 가 봐야 해 주는 게 없다는 이야기도 있지만 이것은 잘못된 인식입니다. 가야 할 때는 가야 합니다. 언제 응급실에 가야 하는지 정리해 보겠습니다.

▸ 백일 이하 아기가 열이 38도 이상일 때(예방 접종 후라면 39도 이상 고열일 때)

▸ 새로 발생한 열이 40도 이상 고열일 때

▸ 뇌수막염이나 폐렴 등이 의심될 때(고열과 두통, 구토,

늘어짐이 있을 때 또는 해열제로 조절되지 않는 고열과 심한 기
침이 있을 때)

▸ 호흡이 빨라지거나 숨쉬기 힘들어할 때, 청색증이
생겼을 때

▸ 입 주위가 부으면서 컹컹대는 기침을 하거나 숨소리
가 쌕쌕거릴 때

▸ 해열제를 2시간 간격으로 바꿔 가며 충분한 용량을
두 번 이상 먹였는데도 2시간 뒤 39도 이상일 때(예
를 들어 챔프시럽 투여 2시간 뒤 부루펜을 투여하고 또 2시간이
지났는데 39도 이상일 때)

▸ 8시간 이상 소변을 보지 않으면서 잘 먹지 않을 때

▸ 고열에 혈변을 봤거나 고열에 3회 이상의 구토 또는
5회 이상의 묽은 설사를 했을 때

▸ 열성 경련을 처음 했거나 두 번째라도 만 4세 이상
일 때, 혹은 경련을 10분 이상 할 때

▸ 엄마가 판단할 때 아이의 상태가 몇 시간 만에 급격
히 나빠지고 있을 때

이 가운데 하나라도 해당하면 새벽이라도 응급실에 가서 의사를 만나는 것이 좋습니다.

12 연휴 기간에 아이가 열이 나면

문 연 소아과가 많지 않은 휴일에 아이가 아프면 고민이 더 많아집니다. 명절을 보내려고 집을 떠나 있거나 멀리 휴가를 간 상황이라면 한층 더 걱정입니다. 응급실이라도 가야 하나 고민될 때 어떻게 할지 짚어 보겠습니다.

✅ 39도 이상의 고열

39도 이상 고열의 10퍼센트 정도는 당장 치료가 필요합니다. 독감, 기관지염이나 폐렴, 요로 감염, 뇌수막염, 급성 중이염 등 원인은 다양하지만 대개는 항생제를 써야 하는 경우입니다.

물론 목만 부어도 열이 39도를 넘기도 하니 크게 걱정할 필요는 없지만 일단은 의사를 만나는 게 좋습니다. 특히 돌 안 된 아기라면 밤에라도 응급실로 가는 것이 좋다고 생각합니다.

의사를 만나 진료를 받고 나서 이미 약을 먹고 있다면 39도 열로 당장 응급실에 갈 필요는 없습니다. 그러나 아이의 상태를 잘 살펴야 합니다. 잘 먹고 잘 놀고 컨디션이 괜찮다면 좀 더 지켜봅니다. 아이가 처지고 못 먹고 소변을 잘 못 보거나 심하게 보챈다면 응급실로 갑니다.

⊘ 심한 기침

기침이 심한 것만으로 밤에 응급실을 찾을 필요는 없습니다. 다만 다음과 같으면 응급실로 가도록 합니다.

▸ 39도 이상의 고열 상태로 기침이 심할 때
▸ 기침 소리가 컹컹대는 기침이거나 갑자기 쉰 목소리가 날 때

▸ 숨 쉬는 것이 힘들어 보이거나 가쁠 때

▸ 입술이 파래지거나 부어 보일 때

▸ 기침과 함께 쌕쌕거리는 소리가 들릴 때

가래를 줄이려면 수분 섭취가 매우 중요합니다. 또 건조하지 않도록 실내 습도를 올려 줍니다. 기침할 때 등을 두드려 주면 가래 배출에 도움이 됩니다.

⊘ 수액 치료와 해열 주사

몸무게 10kg인 아이를 기준으로 하루 필요한 수분 섭취량은 1,000ml 정도이므로 먹는 양이 절반으로 줄어든다면 500ml가 부족합니다. 아이들 맞는 수액이 보통 500ml이므로 먹는 양이 반 이하로 줄면 수액 치료가 필요하다고 생각하면 됩니다.

열이 나면 10~20퍼센트 정도 수분이 더 필요하니 먹는 양 절반이 줄면 몸무게 15kg 이하의 아이는 대부분 탈수가 옵니다.

간접적인 기준이기는 하지만 소변량으로 탈수를 가늠

해 볼 수도 있습니다. 8시간 정도 소변을 못 보면 탈수 가능성이 있다고 봅니다.

해열 주사는 40도 이상 고열일 때 주로 열을 빨리 떨어뜨리기 위해 사용합니다. 40도가 넘는다고 해열 주사를 반드시 맞아야 하는 것은 아닙니다. 먹는 해열제의 효과가 1~2시간 뒤에 나타난다면 해열 주사는 30분 이내로 나타난다는 차이가 있을 뿐입니다.

충분한 용량의 먹는 해열제로도 열이 떨어지지 않는다면 해열 주사를 고려해 볼 수 있습니다.

⊘ 복통

연휴에는 과식 등으로 평소보다 위염이나 장염에 걸리기 쉽습니다. 아이가 배가 아프다고 하면 먼저 전신 상태를 체크하는 게 좋습니다.

차 타는 시간이 많고 낯선 곳에서 잠을 자다 보니 대변을 못 봐 복통이 오는 경우가 가장 흔합니다. 대개 전신 상태는 정상이고 설사나 구토도 없습니다. 이런 때는 언제 대변을 봤는지 체크해 봅니다.

보통은 대변을 보면서 좋아지지만 대변을 못 보면 응급실에 가서 관장을 해야 할 수도 있습니다.

그 외 다음과 같은 증상이면 응급실에 가도록 합니다.

▸ 열과 함께 복통이 있을 때

▸ 구토, 설사를 동반할 때

▸ 통증이 주기적으로 나타날 때

▸ 혈변이 있거나 토마토 색깔의 변일 때

▸ 눌러서 아픈 곳이 명확할 때

▸ 식은땀을 흘릴 때

▸ 배를 만졌을 때 부드럽지 않고 단단한 저항이 느껴지는 경우

13 신생아 열날 때 대처법

백일도 안 된 신생아가 열이 날 때도 있습니다. 특히 초기에는 예방 접종을 많이 하다 보니 예방 접종의 영향으로 열이 나는 경우가 대부분입니다.

예방 접종 후 나는 열은 대개 37.5~38.5도 정도의 열입니다. 39도 이상으로 올라가는 때는 많지 않습니다. 만일 열이 39도 이상이라면 예방 접종 외에 다른 가능성도 생각해야 합니다.

아기는 엄마로부터 어느 정도 면역력을 물려받아 태어납니다. 그래서 백일 이전에는 열이 잘 나지 않는 편입니다. 이런 시기에 열이 38도 이상이라면 신생아 패혈증을 의심해야 합니다. 특히 39도 이상의 열은 신생아 패혈증일 가능성이 큽니다.

따라서 백일 이전에 열이 난다면 즉시 병원이나 응급실에 가야 합니다. 병원에서는 열이 나는 원인을 찾기 위해 여러 가지 검사를 할 것입니다. 특히 요로 감염이나 뇌수막염 같은 치명적인 세균 감염은 아닌지 검사하는 경우가 많습니다. 혈액 속에 세균이 있는지 보는 혈액 배양 검사를 한 뒤 항생제를 즉각 투여하는 것이 원칙입니다.

백일 이전에는 의사 처방이 있을 때만 해열제를 씁니다. 의사 처방 없이 살 수 있는 타이레놀이나 챔프 같은 아세트아미노펜 계열 해열제도 120일 이후부터 사용합니다. 부루펜이나 맥시부펜 같은 해열제는 6개월 이상부터 사용 가능합니다.

"신생아가 열나면 즉시 병원으로 가야 합니다."

이 한 줄만 기억해도 우왕좌왕할 일은 줄어들 것입니다.

14 2개월 아기, 해열제 먹여도 될까요?

생후 2개월은 특별한 시기입니다. 이 시기에 DPT 등 주요 예방 접종의 1차 접종을 합니다.

예방 접종을 하고 나서 열이 오르는 경우를 흔히 봅니다. 혹은 요로 감염이나 뇌수막염 때문에 열이 날 수도 있습니다. 이렇게 2개월 아기가 열날 때 어떻게 해야 하는지 판단하려면 몇 가지 알아 두어야 할 사항이 있습니다.

✓ 예방 접종을 하지 않고 38도 이상 열이 날 때

해열제를 먹이지 않고 바로 병원으로 갑니다. 이 시기

에 나는 열은 요로 감염이나 뇌수막염 때문일 수도 있기 때문입니다. 게다가 열이 높을수록 이러한 감염으로 패혈증이 올 위험이 커집니다.

해열제를 먹여서 열이 정상으로 떨어지면 위험을 과소평가할 가능성이 있습니다. 그러니 38도 이상 열이 나면 즉시 의사에게 보이고 판단하는 것이 좋습니다.

⊘ 예방 접종을 하고 나서 38도 이상 열이 날 때

의사에게 해열제를 처방받았다면 처방에 따라 해열제를 먹이면 됩니다. 그러나 처방을 받지 않은 상황에서는 아이 상태가 괜찮으면 좀 더 지켜보고 상태가 나쁘면 될 수 있는 대로 의사에게 보이는 것이 좋습니다.

의사 처방 없이 해열제를 쓸 수 있는 연령은 타이레놀이나 챔프 같은 아세트아미노펜 계열은 4개월부터, 부루펜이나 맥시부펜은 6개월부터입니다. 이보다 어린 아기에게는 안전성이 완벽하게 확립되지 않았습니다. 따라서 해열제 투여로 인한 이득이 손해보다 크다고 판단되는 경우에만 사용해야 합니다. 이러한 판단을 엄마가 하기는 힘듭니다. 예방 접종을 할 때 의사의 처방을 미리 받아 놓으면 걱정을 조금 덜 수 있을 것입니다. 최근 연구에 의하면 예방접종 후 38도 초반 정도의 열에서 해열제를 먹이는 경우 열 지속 시간이 10시간 정도로 길어진다는 결과가 있으므로 해열제를 기계적으로 먹일 필요는 없습니다.

⊘ 예방 접종을 하고 나서 미열이 있을 때

굳이 해열제를 먹이지 않아도 됩니다. 다만 주사 부위가 붓고 아프면 아이가 심하게 보채기도 합니다. 이런 때 부은 부위에 냉찜질을 해주고 진통 목적으로 해열 진통제 먹일 수 있습니다.

⊘ 갑자기 발생한 38도 아래의 미열

여러 가지 이유로 미열이 발생할 수 있습니다. 한두 시간 간격을 두고 체크하면서 열이 38도 이상으로 올라가지 않는지 주의하면 됩니다.

해열제는 먹이지 않습니다. 미온수 마사지도 하지 않

습니다. 여러 번 언급했듯이 미온수 마사지는 해열제를 먹이고 30분에서 1시간쯤 뒤 열이 떨어지지 않으면 보조적으로 하는 방법입니다. 열날 때 대처법 중 우선순위가 아니라는 것을 명심하도록 합니다.

만일 38도 이상 열이 오른다면 병원에 가면 됩니다.

15 예방 접종 후 열날 때 어떻게 할까요?

아이 예방 접종을 하고 집에 왔는데 밤에 열이 나는 일은 매우 흔합니다. 초보 엄마라면 응급실에 갈까 말까 고민되는 상황입니다.

예방 접종이란 아기 몸에 약하게 만든 균이나 바이러스를 집어넣어서 면역이 생기게 하는 방법입니다. 특정 균이나 바이러스에 대해 항체를 만들 수 있는 능력을 키워 줍니다. 그래서 다음에 그 병에 걸렸을 때 아주 약하게 앓고 지나가도록 하는 것입니다.

예방 접종을 하게 되면 아기 몸의 면역계가 활성화됩

니다. 적군이 쳐들어와서 군대를 소집하는 셈입니다. 면역계가 활성화되면 면역 반응이란 것이 생깁니다. 바로 이 면역 반응이 접종 후 열이 나는 주원인입니다.

예방 접종 열은 보통 접종 후 24시간 안에 시작합니다. 따라서 24시간이 지난 뒤 열이 시작됐다면 일단 병원을 방문하는 것이 좋습니다. 무엇인가 다른 문제가 있지는 않은지 살펴야 하기 때문입니다.

또 접종 열 일부는 48시간까지 가기도 하지만 대부분 24시간 이내에 정상화됩니다. 따라서 열이 시작되고 48시간이 지났다면 접종 열이 아닐 가능성이 큽니다. 그러니 병원을 꼭 방문하도록 합니다.

열이 난 지 24~48시간 사이라면 병원에 갈까 말까 좀 애매할 수 있습니다. 이럴 때는 아이 컨디션을 보고 하루 정도 더 지켜볼지 아니면 병원에 갈지 결정하면 됩니다. 오늘 밤까지 열이 나면 48시간을 넘기게 되는 경우 미리 낮에 병원을 다녀오는 것이 좋습니다.

⊘ 아기가 백일 미만일 때

대개 아기가 2개월 즈음 되면 예방 접종 후 문제가 생깁니다. 이 시기는 원래 38도 이상 열이 나면 응급실로

38도 이하 미열	체온이 37.5도 이상 38도 이하라면 1시간 간격으로 열을 재면서 지켜보면 됩니다. 수분을 충분히 섭취하도록 해 줍니다. 미온수 마사지는 필요 없습니다. 다만 아이가 보채면 진통 목적으로 타이레놀이나 챔프 같은 해열 진통제를 먹일 수 있습니다. 미리 처방을 받거나 의사 의견을 받아서 타이레놀이나 챔프를 준비해 놓으면 됩니다. 부루펜이나 맥시부펜은 의사가 처방한 게 아니면 쓰지 않습니다. 진통 목적일 때는 체중의 1/3 정도만 써도 충분합니다. 아기 몸무게가 6~7kg이면 2ml 정도 먹이면 되겠습니다.
38도~ 39도	타이레놀이나 챔프를 체중의 40퍼센트 정도 먹이도록 합니다. 6~7kg이면 2.5ml 정도 먹이면 될 것입니다. 해열제를 먹이고 1시간 뒤 열이 38도 이상이라면 미온수 마사지를 할 수 있습니다. 해열제 복용은 4시간 간격을 지키도록 합니다. 교차 복용은 하지 않습니다. 하루 허용량은 체중의 2.5배 정도이므로 6kg인 경우 15ml까지 쓸 수 있습니다.
39도 이상 고열	39도를 넘어가는 고열은 예방 접종 후 열이라고 해도 응급실로 가도록 합니다. 다른 병이 원인일 수 있기 때문입니다. 예방 접종 후 열은 주로 미열입니다. 혹시 38도대라도 보통은 48시간 이상 가지 않습니다. 그리고 일단 39도 이상이라면 다른 질병이 아닌지 확인이 필요합니다.

가야 합니다. 그런데 예방 접종을 한 뒤 열이 난다고 모두 응급실에 간다면 우리나라 소아 응급실은 아마 난리가 날지도 모릅니다. 응급실에 가기 어렵다면 한 번 정도는 해열제를 먹일 수 있습니다. 단, 2시간 뒤에도 38도 이하로 떨어지지 않으면 응급실에 가는 것이 좋습니다.

⊘ 아기가 백일 이상일 때

주로 4개월, 6개월과 12개월 무렵 예방 접종 때문에 문제가 생깁니다. 백일도 안 된 아기일 때보다는 좀 나은 상황이긴 합니다.

4개월부터는 타이레놀과 챔프를 의사 처방 없이 먹일 수 있습니다. 6개월부터는 부루펜과 맥시부펜도 쓸 수 있습니다.

38도 이하 미열	1시간 간격으로 체온을 재면서 수분 섭취에 신경 써 줍니다. 38도일 때는 아이가 처지거나 보채면 해열제를 먹이면 됩니다.
38.5도 이상	해열제를 먹이는 것이 좋습니다. 용량은 체중의 40퍼센트, 즉 10kg일 때 4ml를 먹입니다.

39도 이상	열이 나더라도 아이가 탈수 없이 처지지 않고 잘 놀면 해열제를 먹이면서 지켜볼 수 있습니다.
39.5도 이상	해열제를 체중의 50퍼센트 정도 먹이도록 합니다. 10kg이면 5ml 해열제를 먹이고, 1시간 후 열이 38.5도 이상이라면 미온수 마사지를 하도록 합니다. 2시간 뒤 열을 재서 38.5도 이상이거나 38도 이상이면서 처지거나 보채면 다른 성분의 해열제로 교차 복용합니다. 38도 이하라면 1시간 뒤 체크해서 판단합니다. 처음 해열제를 먹이고 4시간이 지나서 열이 다시 올랐다면 굳이 교차 복용을 하지 않습니다. 아까 먹였던 해열제를 먹도록 합니다.
40도 이상	열이 40도가 넘어가면 응급실로 갑니다. 예방 접종 후 열이 아닐 가능성이 크기 때문에 진단부터 받아야 합니다. 병원에 갔었더라도 38도 이상 열이 24시간 이상 가면 의사의 진찰을 다시 받는 것이 좋습니다.

16 수분 섭취가 중요합니다

아이가 열날 때 주의해야 할 것이 바로 탈수입니다.

어떤 원인이든 열이 난다는 것은 염증 반응이 있다는 것입니다. 염증 반응이 생기면 수분 소모량이 20~30퍼센트 정도 증가합니다. 즉 열날 때는 수분을 많이 소모하는 상태입니다.

더구나 열이 나면 아이는 힘들어서 평소보다 먹는 양이 줄어듭니다. 수유하는 아기는 말할 것도 없고 밥을 먹는 아이도 식사량이 줄면 수분 섭취량은 줄어들 수밖에 없습니다. 이러한 이유로 열이 나면 쉽게 탈수가 옵니다.

탈수 상태가 되면 아이는 피부가 건조해지고 입술과 혀가 마릅니다. 또 소변량이 감소합니다. 8시간 동안 기저귀에 소변을 보지 않았다면 일단은 탈수가 있다고 생각해야 합니다.

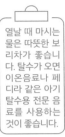

열날 때 마시는 물은 따뜻한 보리차가 좋습니다. 탈수가 오면 이온음료나 페디라 같은 아기 탈수용 전문 음료를 사용하는 것이 좋습니다.

탈수가 오면 안 좋은 점이 여러 가지입니다. 일단 탈수 때문에 열이 더 오를 수 있습니다. 이러한 열을 '탈수열'이라고 합니다. 고열이 조절되지 않을 때는 가장 먼저 탈수열이 아닌지 의심해야 합니다.

또 탈수가 오면 장 운동성이 떨어집니다. 아이는 더 안 먹으려고 합니다. 심지어 구토를 하기도 합니다. 먹은 것을 다 토해 버려서 해열제를 먹이기도 어렵습니다. 그러다 보니 열이 더욱 오르고 다시 탈수가 심해집니다. 악순환의 고리가 시작되는 것입니다.

최악은 탈수 상태가 오래가면 콩팥 기능이 저하될 수 있다는 점입니다. 심한 탈수로 소변량이 줄거나 아예 나오지 않는 급성 신부전이 올 수 있습니다.

따라서 아이가 열이 날 때는 탈수 예방에 최선을 다해

야 합니다. 평소보다 물을 많이 먹도록 하는 게 좋습니다.

수분 섭취 필요량은 체표 면적을 기준으로 구하는 방법이 있고 체중을 기준으로 구하는 방법이 있습니다. 아무래도 체중을 기준으로 계산하는 것이 간단한 편입니다.

10kg까지는 체중에 곱하기 100을 하면 됩니다. 아기가 5kg이라면 하루에 섭취해야 하는 수분은 500ml입니다.

10~20kg까지는 10kg에 해당하는 1,000ml에 추가 체중×50을 더합니다. 15kg이라면 1,000 더하기 5×50으로 1,250ml입니다.

20kg이 넘는 경우 20kg에 해당하는 1,500ml에 추가 체중×20을 더합니다. 25kg이라면 1,500 더하기 5×20으로 1,600ml입니다.

60kg 성인이 하루에 필요한 수분은 3l입니다. 이 중 1l 정도를 음식에서 섭취합니다. 그래서 나머지 2l의 물을 마시라고 하는 것입니다.

아이의 식사량이나 수유량에 변화가 없고 컨디션이 괜찮다면 체온이 1도 오를 때 수분 10퍼센트 정도가 더 필요합니다. 즉 평소 1,000ml 수유하는 6개월 미만 아기라면 물을 100ml 정도 추가로 섭취하면 됩니다.

이유식과 수유를 같이 하는 15kg 아기는 수유량이 700ml라면 550ml를 이유식이나 기타 음식, 음료수로 섭취하는 것입니다. 역시 체온이 1도 오른 38도라면 10퍼센트인 120ml, 2도 오른 39도라면 240ml가 추가로 필요합니다.

설사나 구토가 있다면 필요한 수분의 양은 더 늘어납니다. 또 먹는 양이 줄었다면 줄어든 양만큼 보충이 필요합니다. 10kg 아이를 기준으로 평소에 비해 먹는 양이 크게 줄지 않았다면 하루 100ml 정도의 물을 섭취하게 합니다. 먹는 양이 30퍼센트 줄었다면 300ml, 50퍼센트 이상 줄었다면 500ml의 물을 섭취하게 합니다.

17 열성 경련,
올바른 대처법

아이가 열이 심해지면 의식이 흐릿해지면서 눈이 약간 돌아가고 손발을 약간씩 떨며 뻣뻣해지는 경련을 하기도 합니다. 다른 이상이 없더라도 열이 갑자기 오르면 경련이 일어날 수 있습니다. 이렇게 6개월에서 만 5세 사이 아이가 38도 이상 열이 나면서 경련을 동반하면 열성 경련이라고 합니다.

아이가 경련을 할 때는 먼저 당황하지 말아야 합니다. 열성 경련은 대개 특별한 문제없이 5분 안에 멈춥니다. 보기와는 달리 위험한 상태가 아니니 너무 걱정하지 않아도 됩니다.

경련을 하다 혀를 깨무는 경우는 거의 없습니다. 그러니 아이 입 속에 무리하게 손가락이나 숟가락을 넣지 않는 게 좋습니다. 아이한테 소리치거나 경련을 억지로 멈추려고 꽉 잡지 말아야 합니다. 팔다리를 주무를 필요도 없습니다. 그저 옷을 느슨하게 해 줍니다. 주변에 위험한 물건을 치우고 경련이 멈추길 기다립니다. 토하려 하면 아이 몸을 옆으로 뉘어서 토사물이 자연스럽게 흘러나오도록 합니다. 경황이 없겠지만 경련하는 모습을 동영상으로 찍어 두면 의사가 진료 시 큰 도움이 됩니다.

무엇보다 경련이 시작되면 시간을 체크하는 게 중요합니다. 혹시 10분이 넘어가면 응급실에 갑니다. 이때는 아이가 목을 다치지 않도록 조심스럽게 안고 움직입니다. 119에 전화해서 도움을 청할 수도 있습니다.

Check Point

경련이 짧게 끝났다면 굳이 응급실에 가지 않아도 됩니다. 열을 내리기 위해 미온수 마사지를 해 주도록 합니다. 해열제는 아이가 의식이 없다면 먹이지 않습니다.

아이가 열성 경련을 두 번 이상 했을 때, 또는 6개월 이하나 4세 이상이면서 첫 경련을 했을 때는 뇌파 검사를 비롯한 추가적인 검사가 필요합니다. 다음 날 병원을 방문해 검사를 받도록 합니다.

18 열성 경련의 재발을 예방하려면

한 번 경련이 있었던 아이들 중에 절반은 다시 경련을 일으킬 수 있습니다. 짧은 기간 내에 열성 경련을 세 번 이상 했다면 주치의와 예방법에 대해 상의해 보세요.

열성 경련을 자주 하는 경우에는 항경련제를 예방약으로 쓰기도 합니다. 보통 마지막 열성 경련으로부터 2년 뒤까지, 또는 4~6세까지 항경련제를 씁니다.

아이에게 항경련제를 먹인 뒤 8시간이 지나도 열이 그대로라면 한 번 더 먹입니다. 이후에는 계속 열이 있어도 더 먹이지 않습니다.

항경련제를 먹으면 아이가 졸려 할 수 있습니다. 혹시 비틀거리다 쓰러지지 않도록 잘 지켜봐야 합니다.

한편 해열제는 열성 경련을 예방하는 효과가 미미합니다. 열이 나는 것은 사실 우리 몸에 필요한 반응일 수 있습니다. 열이 나면 반드시 해열제를 먹어야 한다는 공식은 성립하지 않습니다. 다만 고열로 탈수가 일어나거나 너무 힘들어하는 등 문제가 생기니 어쩔 수 없이 해열제를 쓰는 것입니다. 열성 경련을 예방하겠다는 생각으로 해열제를 쓸 필요는 없습니다.

19 열꽃일까요? 발진일까요?

아이가 바이러스 질환에 걸리면 몸에 빨간 것이 올라오는 경우가 있습니다. 이런 것을 발진이라고 합니다. 흔히 발진과 열꽃을 구분 없이 이야기하기도 합니다. 그러나 발진과 열꽃에는 중대한 차이가 있습니다. 열꽃은 엄밀히 이야기하면 발진 종류의 하나입니다.

발진은 보통 특정 부위에서 시작해 몸 전체로 퍼져 나가는 형태를 보입니다. 매우 많은 바이러스 질환이 발진을 일으킵니다.

발진을 동반하는 대표적인 질환으로는 홍역이나 수두

를 꼽을 수 있습니다. 바이러스 질환은 아니지만 가와사키병처럼 고열을 동반하는 질환이 발진을 일으키기도 합니다.

홍역 같은 질환은 발진 양상이 특징적입니다. 반면 가와사키병의 발진은 다양한 형태로 나타나서 부정형 발진이라고 부릅니다.

발진은 대부분 열이 나면서 또는 열이 지속되면서 생깁니다. 이에 비해 열꽃은 고열이 내리면서 발생하는 것입니다. 열꽃이 보이는 대표적인 질환인 돌발진은 1~2세 사이에 생기는 열감기가 가장 흔한 원인입니다. 주로 엔테로바이러스 때문에 발생합니다.

아이가 39도 정도 고열이 3~4일 정도 계속되다 열이 내리면서 온몸에 열꽃이 생깁니다. 대부분 짧은 시간에 아이의 온몸에 생겼다가 서서히 줄어드는 양상을 보입니다. 열꽃은 아무런 처치 없이도 보통 2~3일 정도면 사라지니 걱정하지 않아도 됩니다.

열꽃이 피었는데 왜 열이 안 내려가느냐는 질문을 많이 받습니다. 열이 안 내려간다면 열꽃이 아닐 수 있습니다. 열이 나면서 생긴 것은 발진이고 병의 경과일 수 있습니다.

그러니 혹시라도 아이에게 발진이 새로 생겼다면 반드시 소아과 의사의 진찰을 받는 것이 좋습니다.

20 열 있을 때 목욕, 괜찮을까요?

아이는 땀, 때, 대변, 소변 등으로 지저분해지기 쉽습니다. 따라서 목욕은 주기적으로 하는 게 좋습니다. 목욕을 하면 유익한 면이 많습니다. 깨끗해지는 것은 물론이고 전신의 신진대사가 활발해집니다. 잠도 잘 잡니다.

콧물이나 기침 같은 감기 증상이 있더라도 열이 높지 않으면 목욕해도 괜찮습니다. 아이가 다른 증상 없이 잘 먹고 잘 논다면 간단히 목욕시키는 것은 문제없습니다.

그런데 열이 높고 아이가 힘들어하면 목욕을 시키지 않는 게 정답입니다. 목욕 대신 깨끗한 물수건으로 닦아 주면 됩니다.

목욕은 매일 일정한 시간에 하는 것이 좋습니다. 수유나 식사 후 1시간 동안은 아이가 토할 수도 있으니 목욕을 피합니다. 목욕 시간은 10~15분 사이가 적당합니다. 물 온도는 38~39도 정도가 좋습니다. 참고로 목욕탕 온탕이 40도이고 열탕이 42도이듯 1도 차이로 크게 달라집니다. 어른은 괜찮은 온도라도 아이들의 피부는 연약해서 화상을 입을 수 있습니다. 목욕물 온도는 40도 미만으로 유지하도록 합니다. 그리고 실내 온도는 25도 정도가 적당합니다.

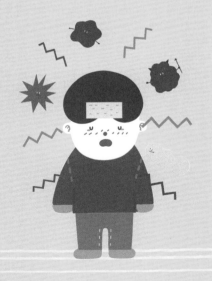

Chapter
2

해열제에 관한
모든 것

01 열날 때 꼭 해열제를 먹여야 할까요?

아이가 열이 날 때 해열제 먹이기 꺼리는 분이 많습니다. 아마 해열제에 대해 오해가 있는 듯합니다.

아이들은 여러 가지 이유로 열이 납니다. 대개는 바이러스나 세균 감염이 원인입니다. 몸 안에 들어온 적과 싸우는 과정에서 염증 반응으로 열이 발생합니다.

이때 해열제를 먹으면 오히려 면역력이 떨어져 잘 싸우지 못한다고 생각할 수도 있습니다. 하지만 면역력이 작동하는 것은 열의 영향을 받지 않습니다. 열은 면역 활동의 결과이지, 면역력에 영향을 주는 인자가 아니기 때문입니다.

아이들은 열이 나면 탈수에 빠지기 쉽습니다. 열을 발생시키는 염증 반응에 우리 몸의 수분이 평소보다 30퍼센트 정도 더 소요되기 때문입니다. 특히 2세 미만 영유아는 서너 시간만 열을 방치해도 탈수가 오기 쉽습니다. 탈수로 아이가 처지고 소변량이 줄어듭니다. 심한 경우 장 운동성이 떨어지면서 구토를 할 수도 있습니다. 그래서 열을 떨어뜨리기 위해 해열제를 씁니다. 열나는 아이에게 해열제를 먹이는 것은 아이를 도와주는 것입니다.

02 언제 해열제를 먹일까요?

의학적으로 '열'의 정의는 체온이 38.3도 이상인 것을 말합니다. 체온 재는 부위나 체온계에 따라 오차가 약간 있을 수 있어서 보통 38도 이상이면 열이 있다고 봅니다. '미열'은 대개 37.5도 정도 열을 의미하고 37도 이하면 정상 체온입니다.

해열제를 먹이는 기준은 체온과 아이 상태를 고려해서 정하는 것이 좋습니다.

일단 미열에서는 해열제를 먹일 필요가 없습니다. 미열이 있으면서 아이 상태가 괜찮다면 2시간 간격으로 체온을 재면서 잘 지켜봅니다. 체온이 오르는 추세를 보이거나 아이 상태가 나빠지면 즉시 해열제를 먹이도록 합니다.

38도 정도일 때는 아이가 심하게 보채거나 늘어지는 경우 해열제를 먹입니다. 열이 날 때 해열제를 먹이는 이유는 열을 떨어뜨려서 아이를 편하게 해 주고 열로 인한 컨디션 저하를 막기 위해서입니다. 아이가 축 처지고 잘 못 먹기 시작하면 아이나 엄마나 힘들기 마련입니다. 또 해열제조차 먹이기 어려워지기도 합니다.

체온이 38도 이상으로 오르더라도 상태가 좋으면, 즉 잘 먹고 잘 놀면 급하게 해열제를 먹일 필요는 없습니다. 38도라는 열의 기준은 해열제를 먹일 수 있는 기준이지 해열제를 꼭 먹여야 하는 기준은 아니라는 이야기입니다.

또 고막 체온은 겨드랑이 체온보다 0.5도 정도 높습니다. 다시 말해 귀 체온계에 38도가 찍히더라도 실제로는 미열일 수 있습니다.

정리하자면 아이 체온이 38도를 넘어갔을 때는 먼저 두 가지를 체크하도록 합니다. 아이의 컨디션이 나빠지지는 않는지, 체온이 점점 올라가는 추세는 아닌지. 하나라도 해당한다면 해열제를 고려해야 합니다.

열이 39도 이상일 때 당장은 상태가 괜찮더라도 몇 시간이 지나면 대부분 안 좋아집니다. 따라서 39도를 넘으면 해열제를 먹이도록 합니다.

해열제를 먹여도 체온이 정상으로 떨어지지 않으면 안절부절못하는 경우가 많습니다. 그러나 우리가 해열제를 먹이는 목적은 꼭 정상 체온으로 떨어뜨려야 하는 것이 아닙니다. 아이가 편해지고 컨디션이 어느 정도 회복된다면 미열이나 38도 정도의 열만 돼도 괜찮습니다.

이전에 열성 경련이 있었다면 아이 상태와 관계없이 38도 이상일 때 해열제를 먹일 수 있습니다. 미열에서 열이 오르는 추세면 바로 먹이기도 합니다.

백일 이하 아기는 38도 이상이면 해열제를 먹이지 않고 바로 병원에 가도록 합니다.

Check Point

120일 이하 아기는 해열제를 임의로 먹일 수 없습니다. 현재 시판되는 해열제 중 타이레놀이나 챔프 같은 아세트아미노펜 계열은 의사 처방 없이 4개월부터 먹일 수 있고, 부루펜이나 맥시부펜 같은 이부프로펜 계열은 의사 처방 없이 6개월 이상부터 먹일 수 있습니다.

03 자는 아이를 깨워서라도 해열제를 먹일까요?

아이가 자는데 몸이 뜨끈해서 체온을 재 보니 38도 넘는 열이 난다면 엄마는 당황스럽습니다. 깨워서 해열제를 먹이는 게 좋을지 아니면 잘 자는데 그냥 두고 볼지 고민되는 상황입니다. 해열제를 먹이다가 아이가 깨서 울면 더 난감합니다. 한번 깨서 울면 다시 재우는 것도 상당한 고역입니다.

우선 체온이 38도대인데 잘 자는 상태라면 일정 시간 간격으로 체온을 재면서 지켜봅니다. 체온이 더 오르는 추세로 가면 깨워서 먹이고 어느 정도 이상 올라가지 않고 유지되거나 떨어지면 먹이지 않는 것입니다. 물론 아이가 끙끙대거나 힘들어하면 깨워서 해열제를 먹이는 게 좋습니다.

39도가 넘어가면 대개 깨워서 먹이라고 합니다. 사실 체온이 이 이상 올라가면 대부분 잘 자기보다는 보채기 시작합니다. 한편으로는 아이가 힘들어서 처지는 것을 잘 잔다고 오인할 수도 있습니다. 일단은 해열제를 먹이는 것이 좋습니다.

04 어떤 해열제를 먹일까요?

아이에게 흔히 쓰는 해열제는 크게 아세트아미노펜 계열과 이부프로펜 계열 두 종류로 나눠 볼 수 있습니다. 보통 약 전면에 어떤 계열 해열제인지 표기돼 있습니다. 타이레놀시럽, 어린이 타이레놀, 챔프시럽, 세토펜시럽 등은 아세트아미노펜 계열 해열제입니다. 부루펜시럽, 그린펜시럽, 캐롤시럽, 맥펜시럽 등은 이부프로펜 계열 해열제입니다.

최근에는 이부프로펜 성분 중 약효가 있는 일부를 분리해 만든 덱시부프로펜 계열도 많이 쓰입니다. 맥시부펜, 키즈부펜, 애니펜시럽, 큐어펜시럽 등이 덱시부프로펜 계열 해열제입니다. 이 덱시부프로펜과 이부프로펜은 결국 뿌리가 같은 셈이라 교차 복용은 하지 않습니다.

아세트아미노펜은 백일 이후 아이에게 사용할 수 있습니다. 해열 및 진통 효과는 있지만 염증을 가라앉히는 소염 작용은 하지 않습니다.

아세트아미노펜의 하루 최대 허용량은 통상적인 1회 복용량의 5~6배 정도입니다. 그만큼 과량 복용할 위험도 적어서 열 내리는 목적으로 가장 많이 쓰이는 해열제입니다. 하지만 하루 허용량 이상을 장기간 복용하면 치명적인 간 독성이 나타날 수 있어서 주의해야 합니다.

이부프로펜은 대표적인 소염 진통제로 류마티스 관절염 같은 염증성 질환에 자주 사용됩니다. 염증을 없애는 작용을 하는 것이 아세트아미노펜과의 차이점입니다.

소염 진통제의 특성상 위장관 부작용이 있을 수 있고 과량 복용하면 급성 신장 질환을 일으킬 수 있습니다. 따라서 장염에 걸려 설사를 하거나 구토를 하는 아이에게는 이부프로펜보다는 아세트아미노펜을 먼저 추천합니다.

열을 내린다는 측면에서 보면 두 가지 모두 사용할 수 있지만 아세트아미노펜이 좀 더 작용 시간이 짧습니다. 아세트아미노펜은 4~6시간마다, 이부프로펜은 6~8시간마다 복용하는 것을 원칙으로 합니다.

열이 떨어지는 속도는 열의 정도나 해열제 용량에 따라 차이를 보일 수 있습니다. 열이 잘 떨어지지 않으면 대개는 교차 요법을 사용합니다. 아세트아미노펜을 4~6시간 간격을 두고 주기적으로 복용하고 그래도 열이 떨어지지 않으면 이부프로펜을 중간중간 복용하는 식입니다.

성인이 열날 때는 아스피린도 많이 사용합니다. 그러나 아이들에게는, 특히 7세 이하 소아가 열이 날 때는 해열 목적으로 아스피린을 사용하지 않습니다. '라이 증후군'이라는 심각한 합병증을 일으킬 수 있기 때문입니다. 라이 증후군은 뇌압 상승과 간 기능 저하 같은 심각한 증상을 보이다가 사망에 이르는 무서운 질환입니다.

협심증이나 심근경색 같은 심장병 환자의 경우 피를 묽게 하도록 어린이용 아스피린을 매일 복용하게 하기도 합니다. 급하다고 이 아스피린을 아이가 열날 때 함부로 먹이면 안 됩니다.

05 우리 아이에게 맞는 해열제 용량은

해열제를 먹여도 열이 떨어지지 않으면 굉장히 불안합니다. 물론 독감이나 가와사키병처럼 해열제에 잘 반응하지 않는 질환일 수도 있습니다. 그러나 해열제가 효과를 발휘하지 못하는 흔한 이유 중 하나는 바로 충분한 용량을 먹이지 않아서입니다.

당연히 해열제를 얼마만큼 먹는가도 중요한 문제입니다. 해열제는 종류마다 한 번에 먹는 최소 용량과 최대 용량이 정해져 있습니다. 최소 용량보다 덜 먹인다면 해열 효과가 떨어질 것이고 반대로 최대 용량보다 더 먹인다면 부작용 가능성이 커질 것입니다. 그래서 해열제는 적정량을 먹여야 합니다.

병원에 가서 처방을 받았다면 의사와 약사가 알아서 적절한 용량으로 조제해 줍니다. 반면 약국이나 편의점에서 해열제를 샀다면 설명서에 의존할 수밖에 없습니다. 그런데 해열제에 적혀 있는 나이에 따른 용량은 매우 두루뭉술합니다. 예를 들어 1~2세까지는 3~5ml, 이런 식입니다. 이것은 정확한 용량이 아닙니다. 해열제는 체중을 기준으로 용량을 계산하는 것이 좋습니다.

만일 체중이 15kg이면 아세트아미노펜 1회 권장 용량은 150~225mg입니다. 이만큼의 아세트아미노펜을 먹어야 하므로 한 번에 먹어야 하는 시럽 양은 5~7ml가 됩니다.

아세트아미노펜 시럽의 1회 권장 용량은 1kg당 10~15mg입니다. 10ml의 시럽에는 320mg의 아세트아미노펜이 들어 있습니다.

여기서 한 가지, 대개 어떤 제품이든 1회 복용량은 체중의 1/3~1/2 정도 수치입니다. 제약회사가 이렇게 맞춰 놓으니 일일이 계산기를 두드리지 않아도 된다는 이야기입니다.

해열제 5ml를 먹여야 하는 상황을 가정해 보겠습니다. 조금 남기거나 흘릴 수 있어서 충분한 용량을 먹이기 위해 두 가지 방법을 생각해 볼 수 있습니다. 하나는 체중의 40퍼센트 정도인 6ml를 4~6시간 간격을 두고 먹이는 방법입니다. 다른 하나는 처음 먹일 때 체중의 절반 정도인 7ml를 먹이고 4~6시간 간격으로 5ml를 먹이는 방법입니다. 체중이 10kg이라면 첫 번째 방법이 편할 것이고 18kg이라면 두 번째 방법이 편할 것입니다. 체중에 따라 더 쉬운 방법을 선택하면 됩니다.

타이레놀, 챔프, 세토펜시럽 같은 아세트아미노펜 계열 해열제는 체중의 1/3~1/2분 정도를 먹이게 돼 있습니다. 10kg 아기는 3.5~5ml 정도를 복용합니다. 물론 이 이하로 먹여도 열은 어느 정도 떨어질 수 있습니다. 그러나 확실하게 떨어지지 않는 경우가 대부분입니다.

아이에게는 주로 시럽제를 씁니다. 아무래도 먹을 때 흘리거나 끝까지 안 먹고 조금씩 남기기 쉽습니다. 해열제를 먹여 보면 완벽하게 용량대로 먹이는 게 쉽지 않다고 누구나 공감할 것입니다. 가장 좋은 방법은 시럽을 먹이고 물을 조금 더 따라서 계량컵이나 숟가락에 묻어 있는 양까지 완전히 먹이는 것입니다. 이런 방법이 어려우면 1회 용량을 조금 넉넉히 계산해야 합니다. 3.5ml를 따라서 먹이기보다는 4ml를 따르면 최소 3.5ml 이상은 먹일 수 있을 것입니다.

약국에서 산 시럽은 개봉 후 한 달 정도가 유효기간이지만 알약은 좀 더 오래 보관할 수 있습니다. 아이가 만 4세 이상이고 알약을 잘 먹는다면 알약이 더 편리할 것입니다. 어린이용 타이레놀을 비롯한 아세트아미노펜 알약은 80mg짜리가 많습니다. 80mg은 시럽으로 2.5ml 정도에 해당합니다. 체중의 40퍼센트 용량을 먹이고 싶으면 체중 곱하기 12mg을 하면 됩니다. 체중이 20kg이면 240mg, 즉 세 알을 먹습니다.

열이 39.5도 이상이거나 39도 이상이면서 열성 경련을 한 적이 있다면 체중의 절반 용량을 과감하게 먹이도록 합니다.

한편 부루펜이나 맥시부펜 같은 이부프로펜, 덱시부프로펜 계열 해열제는 체중의 40~50퍼센트를 먹이게 돼 있습니다. 그러나 체중의 1/3만 먹이고 열이 떨어지지 않아 응급실에 가는 경우를 흔하게 봅니다. 아세트아미노펜 계열과 헛갈리면 안 된다는 걸 꼭 기억해야 합니다. 부루펜이나 맥시부펜은 체중의 40퍼센트 이상을 먹여야 합니다.

Check Point
용량이 혼동될까 걱정이라면 아기 열이 38도 이상일 때는 종류에 상관없이 체중의 40퍼센트 용량을 먹인다고 생각하면 되겠습니다. 열이 39.5도 이상일 때는 체중의 50퍼센트 용량을 권고합니다.

06 적절한 해열제 복용 간격은

해열제를 잘 먹기만 해도 열을 어느 정도 조절할 수 있습니다. 알맞은 용량의 해열제를 먹이고도 열이 떨어지지 않으면 그다음 생각해야 할 게 바로 얼마마다 해열제를 먹이는가입니다.

해열제 복용 간격은 보통 아세트아미노펜은 4시간, 이부프로펜과 덱시부프로펜은 5~6시간입니다. 이렇게 시간 간격을 두는 이유는 과다 복용을 막기 위해서입니다.

체중에 따라 아이가 먹을 수 있는 해열제 용량은 정해져 있습니다. 이 하루 허용량을 아세트아미노펜은 여섯 번에 나누어 먹이는 것이고 이부프로펜과 덱시부프로펜은 4~5번으로 나누어 먹인다고 보면 되겠습니다.

그렇다고 해서 통상적인 해열제 복용 간격인 4시간을 절대적으로 지켜야 하는 것은 아닙니다. 한 가지 해열제를 먹여서 열이 안 떨어지는 경우는 2시간 뒤 다시 해열제를 먹여야 하는데 이때 한 번 정도는 같은 해열제를 먹일 수 있습니다.

아세트아미노펜의 하루 최대 허용량은 15kg을 기준으로 1,500mg 정도입니다. 이는 보통 시럽 제품 총용량의 절반쯤에 해당합니다. 1회 최대 허용량인 225mg을 6으로 곱하면 1,350mg이 나옵니다. 따라서 4시간 간격을 잘 지켜서 먹었다면 안심해도 좋습니다.

하루에 먹어도 되는 최대 용량을 체중이 10kg이라면 1,000mg, 20kg이라면 2,000mg이라고 생각하면 쉽습니다.

이부프로펜도 비슷한 방법으로 계산합니다. 10ml당 200mg의 이부프로펜이 들어 있고 체중이 15kg이면 체중의 40퍼센트 정도인 6ml, 즉 120mg을 6~8시간마다 투여합니다.

이부프로펜은 하루 허용량이 아세트아미노펜보다 좀 더 엄격합니다. 6세 이하 소아 하루 허용량이 600mg 정도입니다. 이는 해열제 용량으로 30ml쯤이고 20kg 아이가 7~8ml를 하루 네 번 정도 먹을 수 있는 양입니다.

07 해열제 교차 복용, 올바른 방법은

해열제를 먹여도 열이 잘 떨어지지 않으면 엄마는 마음이 급합니다. 해열제 먹을 시간은 아직 안 됐는데 또 먹이려니 부작용이 걱정이고 진퇴양난입니다.

해열제 교차 복용은 이러한 상황에서 사용할 수 있는 방법입니다. 두 가지 종류의 해열제를 2~3시간 간격으로 번갈아 복용합니다.

보통 해열제의 효과는 30분에서 1시간 정도 후에 나타납니다. 2~3시간 정도에 최대가 되고 4~6시간 정도면 효과가 사라집니다. 이러한 이유로 한 가지 해열제를 쓴다면 대개 최소 4시간 정도의 간격을 두는 것입니다.

해열제 교차 복용은 해열제 효과가 최대로 작용하는 2~3시간 정도에 열을 체크해서 38.5도 이상이면 다른 계열의 해열제를 먹이는 개념입니다.

여기서 한 가지 알아 둘 것이 있습니다. 교차 복용을 하더라도 2시간째 열이 38도 미만이면 해열제를 먹이지 않아도 됩니다. 38도를 살짝 넘더라도 아이 상태가 괜찮으면 먹이지 않아도 됩니다.

교차 복용을 할 때는 주 해열제를 아세트아미노펜으로 하느냐 이부프로펜이나 덱시부프로펜으로 하느냐 하는 문제가 있습니다.

체중이 10kg 이하면 통상적인 용량으로 아세트아미노펜은 하루 5~6번, 이부프로펜이나 덱시부프로펜은 하루 5번을 먹일 수 있으므로 어느 것을 주 해열제로 써도 상관이 없습니다. 그러나 15kg만 넘어도 이부프로펜이나 덱시부프로펜의 하루 허용량은 한 번 먹는 용량의 네 배 정도밖에 안 됩니다. 주 해열제로 쓸 경우 6시간 간격으로 먹이고 3시간째 열을 재며 교차 복용을 판단할 수밖에 없습니다. 따라서 아세트아미노펜 계열을 4시간마다 먹이고 이부프로펜이나 덱시부프로펜을 2시간째 열을 재서 추가로 먹이는 방법이 좀 더 수월합니다.

만일 교차 복용을 했는데도 열이 조절되지 않는다면 아이 상태를 봐서 병원이나 응급실에 가도록 합니다.

교차 복용이 만능열쇠는 아닙니다. 최근에는 교차 복용보다 될 수 있는 대로 한 가지 해열제를 쓰는 것을 원칙으로 하는 추세입니다. 한 가지 해열제를 쓴다면 2시간 간격으로 두 번 정도는 쓸 수 있습니다. 그러고 2시간 뒤 계속 열이 높으면 그때 어쩔 수 없이 교차 복용을 한다는 개념입니다.

다시 말해 6시간 이내라면 두 번까지 같은 종류의 해열제를 써도 됩니다. 6시간 동안 세 번을 써야 하는 상황이면 다른 종류의 해열제를 먹이는 것이 좋습니다.

08 해열제 과다 복용을 피하는 방법

해열제에 관해 찾다 보면 종종 잘못된 정보를 맞닥뜨립니다. 해열제 용량과 복용 간격, 하루 허용량처럼 중요한 부분이 틀린 상태로 공유되기도 합니다.

해열제를 지나치게 많이 먹으면 부작용이 생깁니다. 해열제의 대표적인 부작용이 간 독성과 신장 독성입니다. 간 독성은 아세트아미노펜 계열에서, 신장 독성은 이부프로펜 계열에서 주로 보이는 부작용입니다.

이런 부작용은 과다 복용으로 나타나기 때문에 해열제는 하루 허용량이 존재합니다. 그러나 의사나 약사도 대략만 가르쳐 주니 제대로 알기는 쉽지 않습니다. 예를 들어 "네 번 이상 먹이지 마세요, 6시간 간격으로 먹이세요" 하고 끝인 식이라 그 말을 절대적인 진리로 알게 됩니다.

그렇다 보니 특히 해열제를 하루 다섯 번 이상 먹이면 안 된다고 알고 있습니다. 하지만 하루 다섯 번의 기준은 해열제 1회 복용량 중 최대인 체중의 50퍼센트를 먹였을 때입니다. 의사나 약사는 엄마가 한 번에 해열제를 얼마나 먹일지 추적 관찰할 수 없으므로 1회 최대 복용량을 기준으로 이야기합니다. 그래서 혼동이 생기는 것입니다.

아세트아미노펜 계열인 타이레놀이나 챔프의 하루 허용량은 체중 곱하기 2.5입니다. 체중이 10kg이면 하루 25ml까지 먹일 수 있습니다. 1회 복용량은 3.5~5ml입니다. 그렇다면 3.5ml씩 먹일 때는 하루 일곱 번을 먹일 수 있습니다. 5ml씩 먹일 때는 하루 다섯 번까지 먹일 수 있습니다.

이부프로펜이나 덱시부프로펜의 하루 허용량은 체중 곱하기 2.3입니다. 체중이 10kg이면 하루 23ml까지 먹일 수 있고 1회 복용량은 4~5ml입니다. 따라서 하루 네 번 정도가 적정 복용량입니다.

하지만 이부프로펜과 덱시부프로펜은 체중이 30kg 안 되는 경우 하루에 25ml를 넘지 않도록 권고하고 있습니다. 체중이 11kg을 넘으면 무조건 하루 허용량이 25ml가 됩니다. 즉 체중이 15kg이면 1회 복용량이 6~7.5ml이므로 6ml씩 먹일 때 하루 네 번, 7.5ml씩 먹일 때 하루 세 번만 먹일 수 있습니다. 특히 이부프로펜과 덱시부프로펜은 같은 계열이므로 두 가지를 다 먹였다면 합산해서 계산해야 합니다.

09 해열제를 먹고 토하면 다시 먹여야 할까요?

아이가 열이 펄펄 끓는 것도 안쓰러운데 겨우 먹인 해열제까지 토할 때가 있습니다. 약 먹일 때 심하게 울거나 보채면서 먹은 것을 토하면 엄마는 더 속상합니다.

탈수가 오면 장 운동성이 떨어져 잘 토할 수 있습니다. 또 장염이나 뇌수막염 같은 병은 구토가 특징적인 증상이기도 합니다.

아이가 해열제를 토했을 때는 다시 먹여야 하는지 아닌지 고민입니다. 이럴 때는 약을 먹이고 얼마 만에 토했는지, 토한 내용물의 양이나 색깔은 어땠는지 등으로 판단해야 합니다.

해열제가 위장으로 들어가서 흡수되려면 20~30분 정도의 시간이 필요합니다. 따라서 약을 먹인 뒤 10분 이내에 토했다면 다시 먹이는 것이 원칙입니다. 만일 약 먹인 지 30분 이상 지났다면 다시 먹이지 않아도 됩니다.

또 토한 내용물 양이 적다면 시간에 상관없이 다시 먹이지 않아도 괜찮습니다. 다만 토한 내용물이 먹은 해열제의 색깔과 같아서 해열제를 토해 낸 것으로 보인다면 다시 먹이는 것을 고려해야 합니다.

애매한 경우에는 1시간 정도 기다려 보도록 합니다. 1시간 뒤 체온을 재서 0.5도 이상 열이 내려가면 해열제의 효과가 어느 정도 있는 것으로 판단하고 지켜볼 수 있습니다. 만일 1시간 뒤 체온이 거의 그대로이거나 오른다면 다시 한번 먹이면 됩니다.

우는 아이에게 해열제 시럽을 먹일 때는 흘리거나 게워 내는 것을 흔히 볼 수 있습니다. 이러한 일을 줄이려면 한꺼번에 많은 양을 입에 넣어 주지 말고 5회에서 10회 정도로 나누어 먹이도록 합니다. 아이가 울거나 보채면 약은 조금씩 천천히 시간을 두고 먹이는 게 좋습니다.

아이가 계속 토해서 해열제를 시럽으로 주기 어려우면 좌약을 쓸 수도 있습니다. 그러나 좌약은 시럽보다 흡수율이 떨어집니다. 처음부터 좌약을 쓰기보다는 아이가 시럽을 먹지 못할 때만 쓸 것을 권합니다.

10 해열제가 효과 없을 때 점검할 사항

해열제를 먹였는데도 열이 떨어지지 않으면 엄마는 당황하게 됩니다. 열이 떨어지지 않는 데는 여러 이유가 있을 것입니다. 몇 가지 고려해야 할 사항을 다시 짚어 보겠습니다.

⊘ 해열제를 충분히 먹였는가

해열제 용량이 충분치 않아서 열이 떨어지지 않는 상황을 흔하게 봅니다. 체중 10kg 아기라면 시럽을 3.5ml 이상 먹여야 합니다. 39도가 넘는 고열에서는 5ml 정도를 먹여야 열이 떨어지는 경우가 많습니다.

해열제가 효과 있다고 보려면 2시간 뒤 열을 쟀을 때 적어도 1도 정도는 내려가야 합니다. 그렇지 않다면 복용량을 먼저 확인하는 게 좋습니다. 적게 먹였다면 2~4시간 뒤 해열제를 추가로 먹일 때 적정 용량을 먹이도록 합니다.

⊘ 아이가 탈수는 아닌가

1세 이하 영아에게 흔히 발생하는 상황입니다. 이 시기에는 조금만 수분이 부족해도 탈수가 잘 옵니다. 탈수가 오면 열이 잘 떨어지지 않기도 합니다.

고열이 나면서 먹는 양이 50퍼센트 이하로 줄었다면 몇 시간 만에 탈수가 올 수도 있습니다. 소변을 8시간 정도 보지 않았거나 소변량이 눈에 띄게 줄었다면 탈수가 온 것입니다.

탈수가 있다면 해열제 말고도 수분을 충분히 섭취하게 해야 열이 떨어집니다.

⊘ 항생제를 써야 열이 떨어지는 다른 질병은 아닌가

중이염이나 요로 감염 같은 세균성 질환이나 가와사키병 같은 면역계 질환은 항생제를 쓰거나 특수한 치료를 해야만 열이 떨어집니다. 열감기의 흔한 원인인 편도염도 항생제를 써야 열이 떨어지는 편입니다.

따라서 해열제에 잘 반응하지 않는 고열이라면 피 검사나 소변 검사를 기본으로 하는 게 좋습니다. 기침 및 가래도 없고 귀, 코, 목이 괜찮은데 열이 48시간 이상 난다면 소변 검사가 원칙입니다.

가와사키병은 특수한 경우로 해열제에 잘 반응하지 않는 고열이 5일 이상 가면 의심합니다.

11 해열제를 먹여도 열이 38도, 어떻게 할까요?

해열제의 효과가 확실히 나타나지 않고 열이 38도 이상일 때는 이렇게 합니다.

✅ 해열제를 먹인 뒤 2시간까지는 기다립니다

아이가 열이 높으면 엄마는 마음이 불안합니다. 해열제를 먹인 뒤 20~30분 만에 열을 재서 열이 안 떨어졌다고 생각하기도 합니다. 그러나 해열제가 효과를 나타내는지는 2시간은 기다려 봐야 합니다.

타이레놀이나 챔프 같은 아세트아미노펜은 작용 시간

이 4~5시간입니다. 부루펜이나 맥시부펜은 6시간 정도입니다. 해열제를 먹이고 효과는 30분 후쯤 나타나기 시작해서 최대 효과가 나타나는 시점은 2시간 후가 됩니다. 30분 지나고 잰 체온으로는 아직 효과를 판단하기 이릅니다.

⊘ 해열제 효과는 열이 1도 내렸는지로 판단합니다

해열제를 정량대로 먹였다면 열은 1~1.5도가 떨어지게 됩니다. 즉 39도에서 해열제를 먹였다면 보통 38도 이하로 떨어집니다. 그러나 고열에서 먹였다면 여전히 38도 이상일 수 있습니다. 해열제를 39.5도일 때 먹였는데 38.5도가 됐다면 여전히 열이 나고는 있지만 효과를 보고 있다는 것입니다.

만일 1도 못 미치게 떨어졌다면 여러 가지 원인이 있겠지만 대개는 해열제 양이 적었다든가, 아니면 탈수에 빠졌다든가 둘 중 하나입니다. 따라서 2시간 뒤 해열제 반응이 충분치 않다면 먹인 용량을 확인하고 탈수가 있지는 않은지 평가해야 합니다.

해열제를 적게 먹였다면 충분한 용량으로 다시 먹입니다. 탈수가 있다면 수분을 잘 섭취하도록 합니다.

⊘ 2시간 뒤 38도 이상이면

38.5도 이상이거나 38도 이상이면서 아이가 처지거나 탈수가 있을 때는 해열제를 다시 먹이도록 합니다. 이때는 다른 계열의 해열제로 교차 복용하는 것이 좋습니다.

38도 초반이면서 아이 상태가 나쁘지 않다면 해열제 효과가 좀 불충분하더라도 급하게 해열제를 또 먹이지 말고 기다려 봅니다. 1시간 후 체온을 재서 다시 판단합니다.

12 열이 떨어져도 처방받은 해열제를 다 먹이나요?

감기나 편도염 같은 증상으로 소아과에서 처방받아 약을 먹이는 중 열이 내리는 때도 있습니다. 이런 때 남은 약을 계속 다 먹어야 하는지 문의를 많이 받습니다.

처방약은 두 가지로 생각해 볼 수 있습니다. 아세트아미노펜이나 이부프로펜이 시럽 형태로 따로 처방된 경우, 그리고 가루약 형태로 다른 약과 섞여 있는 경우입니다. 따로 처방됐을 때는 그래도 낫지만 특히 가루약이면 더 곤란함을 느낍니다. 다른 증상이 나으려면 약을 먹여야 하는데 해열제가 들어 있어서 혹시라도 저체온증이 오면 어떡하나 걱정인 것입니다.

결론적으로 열이 떨어졌더라도 처방약을 정해진 시간에 맞춰 먹이는 것이 좋습니다. 대부분 열이 일시적으로 떨어진 상황에 체온 중추의 중심점이 높아진 상황이므로 해열제를 먹이는 게 올바른 방법입니다.

이부프로펜은 해열 작용 외에도 소염 작용과 진통 작용이 있습니다. 처방을 받았다면 대개 염증이 있는 상황이므로 열이 떨어졌더라도 소염 및 진통 목적으로 먹이면 됩니다. 열이 나는 원인 중 상당수가 목이 부은 편도염이나 인두염인데 이런 염증을 가라앉히는 데 탁월한 효과를 발휘합니다.

아세트아미노펜은 소염 작용은 없지만 진통 작용은 있습니다. 보통 감기만 하더라도 기침, 가래 같은 증상 외에 두통이나 전신 근육통 같은 몸살 기운이 동반됩니다. 기침을 심하게 하다 갈비뼈 사이의 근육이 뭉쳐서 통증을 느낄 수도 있습니다. 중이염이면 귀에 통증이 있습니다. 이런 상황일 때 진통제 목적으로도 대부분 사용 가능합니다. 다만 시럽 형태로 따로 처방된 아세트아미노펜은 아이 상태가 좋고 통증이 없다면 먹이지 않아도 무방합니다.

열이 없는데 해열제를 먹이게 되면 가장 큰 걱정은 저체온증이 오지 않을까 하는 것입니다. 그러나 두통으로 타이레놀을 먹었던 경험을 생각해 보면 체온이 내려가지는 않았을 것입니다. 고용량이 아닌 통상적으로 사용하는 용량에 저체온증이 오는 일은 거의 없으니 안심해도 됩니다. 그래도 걱정이라면 약을 먹이고 1시간 간격으로 체온을 재 봅니다. 35도 이하로 내려가거나 35.5도 정도이면서 손발에 청색증이 생기면 병원을 방문하도록 합니다.

감기약은 증상을 조절해 주는 것입니다. 만일 열이 떨어지고 다른 증상도 모두 없어지면 약은 먹을 필요가 없습니다. 다만 약에 항생제가 섞여 있다면 의사와 상의해서 끊는 것이 좋습니다. 완벽하게 낫지 않은 상태인데 항생제를 끊으면 내성이 생길 우려가 있기 때문입니다.

해열제는 중간에 끊는다고 해서 내성이 생기지는 않습니다.

13 해열제를 잘못 먹였을 때, 어떻게 대처할까요?

　어쩌다 해열제를 잘못 먹일 때도 있습니다. 언뜻 생각하면 먹인 줄 모르고 또 먹이거나 너무 많은 양을 먹이는 일이 어떻게 생길 수 있을까 싶습니다. 하지만 병원에서 처방받은 약에 해열제가 들어 있는 것을 생각 못 하고 해열제 시럽을 또 먹일 수도 있습니다. 해열 진통제가 들어 있는 종합 감기약을 먹이고 처방약이나 해열제를 2시간 이내에 추가로 먹인 상황도 얼마든지 생길 수 있습니다. 지나치게 많은 양이라는 것을 알고 먹이는 경우는 흔하지 않겠지만 착각해서 1회 복용량을 넘기기도 합니다.

⊘ 처방약이나 종합 감기약의 해열제 성분과 다른 계열 해열제를 먹였을 때

처방약이나 종합 감기약에 들어 있는 아세트아미노펜을 먹이고 추가로 이부프로펜이나 덱시부프로펜을 먹인 경우입니다. 반대로 먹인 경우에도 마찬가지입니다.

이런 때는 각각 다른 작용으로 해열을 하기 때문에 해열제 자체의 부작용은 걱정하지 않아도 됩니다. 다만 두 가지 해열제를 시간 차 거의 없이 사용하면 저체온이 올 수 있으니 30분 간격으로 체온을 재 봅니다.

체온이 내려가도 35.5도 이상이면 걱정할 필요가 없습니다. 35.5도 이하여도 청색증이 발생하지 않고 아이 상태가 괜찮으면 옷을 입히고 손발을 따뜻하게 해 주면서 얇은 이불을 덮어 줍니다. 35도 이하라면 저체온증이 온 것이라 의사의 진료가 필요합니다.

가끔 아세트아미노펜이나 이부프로펜이 아닌 폰탈(메페남산) 같은 다른 종류의 소염 진통제를 처방하기도 합니다. 이때는 이부프로펜과 다른 계열이긴 하지만 부작용은 비슷하니 같이 복용하지 않는 것이 좋습니다.

⊘ 처방약이나 종합 감기약의 해열제 성분과 같은 계열 해열제를 먹였을 때

처방약에 들어 있는 세토펜 같은 아세트아미노펜을 먹이고 또 아세트아미노펜인 타이레놀이나 챔프시럽을 먹인 경우입니다.

이런 때는 복용 간격이 2시간을 넘는다면 크게 걱정하지 않아도 됩니다. 만약 2시간 이내라면 복용량을 따져봅니다. 처방약에는 아세트아미노펜이 대개 체중의 1/3 정도 들어 있습니다. 종합 감기약에는 대개 체중의 1/5에서 1/4 정도 들어 있습니다. 만일 추가로 체중의 1/3쯤 되는 아세트아미노펜을 먹였다면 1회 복용량은 1/3 + 1/3 = 2/3 또는 1/5 + 1/3 = 8/15 정도 될 것입니다.

이 정도로는 1회 허용량을 크게 웃돌지 않습니다. 아세트아미노펜의 1회 최대 복용량은 체중당 15mg입니다. 시럽으로는 체중의 1/2에 해당합니다. 간 독성과 같은 부작용은 거의 일어나지 않습니다.

30분 단위로 체크하면서 혹시 저체온증이 오는지 잘 지켜보면 되겠습니다.

⊘ 지나치게 많은 양을 먹었을 때

해열제의 1회 허용량은 체중의 절반 정도입니다. 하루 허용량은 아세트아미노펜은 체중의 2.5배, 이부프로펜은 체중의 2.3배입니다. 단, 이부프로펜은 30kg 이하일 때 하루 25ml까지 복용할 수 있습니다. 예를 들어 몸무게가 10kg이면 1회 복용량이 최대 5ml입니다.

5ml만 먹여야 하는데 잘못해서 8ml를 먹었다고 가정해 보겠습니다. 잘못 먹인 횟수가 한 번뿐이고 하루 동안 허용량을 넘지 않았다면 일단은 지켜보면 됩니다. 제약회사는 이런 만약의 경우를 대비해 해열제의 안전성 시험을 할 때 대개 2~3배 정도 용량을 먹어도 괜찮도록 하고 있습니다. 그러나 체중의 두 배 이상에 해당하는 용량을 몇 번씩 먹었다면 의사와 상담해야 합니다.

1회 허용량보다 중요한 것이 하루 허용량입니다. 체중이 15kg 이상인 소아는 부루펜이나 덱시부프로펜의 하루 허용량이 많지 않아서 초과 복용하지 않도록 합니다.

⊘ 하루 허용량을 넘겼을 때

열이 오래 지속되는 경우 한 가지 해열제만 사용하다가 하루 허용량을 넘기는 경우가 종종 있습니다. 하루 허용량을 가능하면 넘기지 않는 것이 좋지만 한 번 정도 복용을 더한 경우에는 크게 걱정하지 않아도 됩니다.

특히 이부프로펜 계열은 30kg 이하에서 하루 허용량이 25ml에 불과해 체중 20kg인 아이가 8ml씩 3번만 먹어도 하루 허용량에 근접하게 됩니다.

따라서 아이가 고열일 때는 두 가지 종류의 해열제를 번갈아가며 사용하는 것이 하루 허용량 관리가 더 쉽습니다.

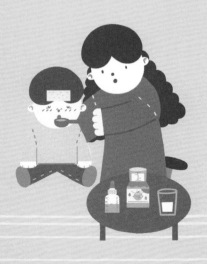

아이를 열나게 하는
질환들

01 어떤 병이 아이를 열나게 하나요?

아이들은 자주 열이 난다고 하지만 왜 열이 나는지 알 수 없다면 엄마는 당황스럽습니다. 병원에서 진단을 받고 열의 원인을 정확하게 알고 있다면 불안감은 덜할 것입니다. 하지만 그렇지 못할 때도 많은 게 사실입니다. 의사도 병의 초기 경과 중에는 명확하게 진단을 내리기 어려운 경우가 있습니다.

대부분은 열감기인 바이러스성 감기에 걸려서 열이 발생합니다. 그 외에 세균에 감염되었을 때, 체온 조절이 원활하게 되지 않을 때, 알레르기 반응이 있을 때 아이에게 갑자기 열이 발생할 수 있습니다.

열이 발생한 원인에 따라 대처법은 다릅니다. 우선 아이의 증상이 심하면 가까운 병원에서 진료를 받아야 합니다. 병원에서 열나는 원인이 밝혀진다면 원인 질환을 치료하면서 열을 잘 조절하면 됩니다. 아이가 열이 날 때 무엇보다 중요한 것은 이 열의 원인을 파악하고 적절한 치료를 하는 것입니다. 아이를 열나게 하는 원인과 놓치지 말아야 할 것을 잘 안다면 불안감을 줄일 수 있습니다.

영유아가 열이 날 때는 대개 각종 바이러스 질환이 원인입니다. 편도염, 인후염 같은 바이러스에 따른 상기도 감염이나 장염, 그리고 바이러스성 뇌수막염(무균성 뇌수막염), 돌발진이나 수족구병 같은 질환이 여기에 포함됩니다. 이런 바이러스 질환이 고열로 병원에 방문하는 환자의 절반 이상을 차지합니다. 그리고 중이염이 10퍼센트 정도, 폐렴이나 기관지염이 10퍼센트 정도입니다. 요로 감염은 흔하지는 않아서 1퍼센트쯤입니다.

수족구나 독감이 유행하는 철을 제외하면 상위권을

차지하는 질환은 순위 변동만 있을 뿐 거의 바뀌지 않습니다. 열이 있는 아이들에 대해 통계를 내 보면 대부분 이런 원인 때문에 열이 났습니다.

⊘ 인두염, 편도염

열이 있는 아이가 목이 아프다고 호소하는 때도 많습니다. 목에 염증이 생기는 인두염 내지는 편도염 때문에 열이 오르는 경우입니다. 흔히 목감기라고 부르는 질환이 상기도 감염 중에서도 바로 이 인두염, 편도염입니다.

인두염은 대부분 바이러스성입니다. 편도염은 바이러스성과 세균성이 혼재합니다. 바이러스성은 보통 2~4일 열이 납니다. 세균성은 3~7일 동안 열나는 것이 통상적입니다. 세균성은 해열제만으로는 열이 잘 조절되지 않고 항생제를 2~3일 써야 잡히는 경우가 많습니다.

연쇄상구균까지 감염되면 열이 일주일 이상 가기도 합니다. 치료를 제대로 받지 않으면 심각한 합병증이 생길 수도 있으니 의사 지시에 따라 항생제를 먹습니다.

⊘ 열감기

열감기는 원래 다른 감기와 달리 콧물이나 기침 같은 증상 없이 열만 있는 경우를 이야기합니다. 정확한 의학 용어가 아니지만 의사와 환자 보호자 사이에서 쉽게 이해를 돕도록 쓰는 용어라고 생각할 수 있습니다. 의사에 따라 가벼운 인두염이나 콧물을 동반한 열을 열감기라고 부르기도 합니다.

흔한 열감기 바이러스로는 리노바이러스, 코로나바이러스, 파라인플루엔자 바이러스, RSV(Respiratory syncytial virus: 호흡기 세포융합 바이러스)를 들 수 있습니다. 바이러스 종류에 따라 열이 하루 만에 없어지기도 하고 3~4일 정도 가기도 합니다. 보통은 열이 5일을 넘기지 않습니다.

열감기의 치료는 감기 바이러스를 치료한다기보다는 열을 잘 관리하는 것에 중점을 둡니다. 해열제로 열을 조절하고 수분 섭취와 먹는 양 유지만 잘해 주면 됩니다.

단 열감기가 요로 감염이나 독감 같은 중요한 질병의 초기 증상일 수 있으니 주의가 필요합니다. 40도 넘는 고열이 떨어지지 않는다거나 의식이 흐려진다거나 하는 심한 증상이 있으면 전문의의 진료를 받아야 합니다.

✅ 기관지염, 모세기관지염, 폐렴

기관지염, 모세기관지염, 폐렴 같은 하부기도 감염은 대개 다른 호흡기 질환에 따라 이차적으로 발생합니다. 대부분 상기도 감염에서 시작하거나 상기도 염증을 같이 가지고 있습니다. 원인이 되는 호흡기 질환을 신속하게 치료하면 예방이 되기도 합니다.

기관지염은 보통 기침과 가래를 동반하며 심하면 쌕쌕 소리가 납니다. 열이나 인후통으로 먹는 것을 힘들어하지만 먹는 것은 4~5일 안에 좋아집니다. 보통 증상 치료와 호흡기 질환 치료가 함께 이루어집니다.

열나고 처지는 증상은 며칠 내 좋아지더라도 기침은 2~3주 가기도 합니다. 대부분이 바이러스성이지만 일부는 세균 감염까지 겹쳐서 옵니다. 세균 감염이 없으면 2주 이내에 좋아지는 편입니다. 기침이나 열이 일주일 넘게 가면 무조건 엑스레이 검사를 하는 게 좋습니다.

2세 안 된 소아에게는 모세기관지염이 많이 나타납니

다. 아기의 기관지염은 곧 모세기관지염이라고 생각해도 무방합니다. 겨울철 모세기관지염의 유행은 50퍼센트가 RSV 때문입니다.

모세기관지염의 치료는 습도 유지와 수분 섭취에 중점을 두며 적절한 산소 공급이 필요합니다. 대부분 증세에 대한 치료로 호전되지만 심하면 호흡 곤란과 청색증이 와 입원 치료를 하게 됩니다. 호흡 곤란을 치료하는 게 가장 중요합니다.

폐렴은 바이러스나 세균 때문에 폐에 염증이 생기는 병입니다. 폐렴이 오면 대체로 입원을 하게 됩니다. 하지만 심하지 않은 폐렴일 경우 아이의 컨디션과 먹는 양이 유지되면 통원 치료도 가능합니다.

심한 기침, 40도가 넘는 고열, 심한 호흡 곤란에 온종일 밥을 반도 못 먹는 등의 증상이 있으면 의사와 입원에 대해 상의해 보세요.

⊘ 중이염

아이가 귀를 아파한다면 이경 검사로 중이염인지 아닌

지 진단을 내릴 수 있습니다. 특히 감기에 걸리고 2~3일 후에 귀를 자꾸 만지며 소리가 이상하게 들린다고 하면 중이염을 의심할 수 있습니다. 아이들의 이관은 어른에 비해 길이가 짧고 기울기가 얕습니다. 그래서 세균 침입이 쉽고 분비물이 잘 배출되지 않아 중이염에 더 잘 걸립니다.

중이염에는 급성 중이염, 삼출성 중이염, 만성 중이염 등의 종류가 있습니다. 고열을 동반하는 급성 중이염은 대부분 세균이 원인입니다.

열이 나고 귀가 아픈 것은 중이염의 전형적인 증상입니다. 중이염이 심하지 않을 때는 대부분 항생제 복용 후 하루이틀 정도면 증상이 좋아집니다. 그러나 치료를 완전히 끝내려면 일주일 넘게 걸리기도 합니다. 만 2세 이하는 바로 항생제를 쓰고 2세 이상은 39도 넘는 고열일 때나 귀에 통증이 심할 때만 사용합니다. 나머지는 48시간 지켜본 뒤 좋아지지 않으면 항생제를 씁니다. 일단 항생제를 쓰기 시작했다면 기본적으로 일주일에서 열흘은 계속 먹이는 게 좋습니다.

⊘ 후두염, 크룹

6개월에서 5세 이하 아이들이 많이 걸리는 후두염, 크룹은 컹컹거리는 특이한 기침 소리가 중요한 특징입니다. 크룹은 75퍼센트 정도가 바이러스성이지만 후두염은 세균성이 많습니다. 쉰 목소리가 나며 숨을 들이쉴 때 쌕쌕거리는 소리가 납니다. 다른 약한 증상이 하루이틀 먼저 있다가 심해지는 경우가 흔하며 숨쉬기를 힘들어하기도 합니다.

후두염 및 크룹은 상기도 감염 중 매우 심각한 질환이라고 할 수 있습니다. 쌕쌕거리는 소리가 점점 심해지면서 호흡 곤란이 오고 저산소증까지 오면 입원을 합니다. 후두가 부어올라 기도가 막힐 수도 있어서 입 주변이 붓는다면 바로 응급실에 가도록 합니다. 스테로이드 등의 증상 치료로 대부분 몇 시간 내 좋아집니다.

⊘ 장염, 식중독

장염은 소화기관, 즉 위장, 소장, 대장이 바이러스나 세균에 감염돼 생깁니다. 설사와 구토, 복통에 발열 증상을 보이다 탈수에 이르기도 합니다. 식중독은 식수나 음식물을 통해 감염돼 장염과 같은 증상을 나타내는 것을 말하는데, 비슷하지만 장염이 좀 더 큰 개념이라고 이해하면 되겠습니다.

장염으로 나는 열은 보통 2~3일 갑니다. 증상은 다양한 모습이지만 대부분 설사나 구토가 동반됩니다. 식사를 제대로 할 수 없는 데다 설사까지 하다 보니 탈수가 오기 쉽습니다. 무엇보다 탈수 예방이 아주 중요합니다.

가끔은 설사 없이 구토만 하는 장염도 있습니다. 또 다른 질환으로 복용하는 항생제 때문에 설사를 할 수도 있습니다. 따라서 단순히 설사 횟수만으로는 판단이 어렵다고 하겠습니다. 다만 설사 서너 번은 장염이라 하더라도 걱정할 정도는 아니라고 할 수 있습니다. 아이 컨디션에 큰 문제가 없다면 좀 더 지켜봐도 됩니다.

자극적이지 않고 부드러운, 소화 잘되는 음식을 먹이고 별도로 설사하는 만큼 수분을 섭취하도록 합니다. 먹는 양이 절반 이하로 줄거나 소변량이 줄면 병원에 가서 수액을 맞는 게 좋습니다. 장염으로 열이 날 수는 있지만

로타바이러스 감염 ^{TIPS}

로타바이러스는 5세 이하 영유아에게 장염을 일으키는 대표적인 바이러스입니다. 우리나라에서는 겨울부터 봄까지 유행합니다. 감염력이 매우 높은데 변에 있는 바이러스가 손에 묻어 입을 통해 감염되거나 환자와의 직접적인 접촉이나 매개물을 통해서도 감염될 수 있습니다.

로타바이러스에 감염되면 하루에서 사흘 정도의 잠복기를 거친 후 구토, 발열, 묽은 설사 같은 증상이 나타납니다. 보통 감기 증상에 이어 설사를 하며 6~12시간 동안 구토를 하고 물처럼 묽은 설사를 합니다. 이때 변 색깔은 대개 연한 노란색이나 녹색입니다. 감염 증상의 정도는 첫 번째 감염인지 재감염인지에 따라 달라지며 생후 3개월 이후 영아가 첫 감염일 때 증상이 가장 심하게 나타납니다.

아직까지 로타바이러스는 수액 보충 같은 증세에 대한 처치 외에 특별한 치료법이 없어서 사전 예방이 무엇보다 중요합니다. 철저한 개인위생 관리와 더불어 로타바이러스를 예방하는 백신을 미리 접종하는 것이 좋습니다. 우리나라에서는 생후 6주부터 만 8개월 이전 영아에게 먹는 로타바이러스 백신을 주로 쓰고 있습니다.

고열은 흔하지 않으므로 39도 넘으면 병원에 가서 진료를 받도록 합니다.

◇ 구내염

구내염은 열과 함께 입안 점막에 물집이나 궤양이 나타납니다. 아이가 갑자기 먹지도 않고 양치질도 안 하려고 한다면 구내염을 의심해 볼 수 있습니다. 특히 아기는 먹는 양이 줄고 침을 많이 흘리는 증상을 나타냅니다.

구내염은 크게 세 가지가 있습니다. 헤르페스바이러스에 따른 구내염과 자가면역 질환인 아프타 구내염, 이 두 가지 구내염은 피곤하거나 면역력이 떨어지면 생깁니다. 사시사철 생기는 편이고 크게 유행을 타지 않습니다. 두 구내염의 큰 차이점은 아프타 구내염은 전염성이 없지만 헤르페스 구내염은 전염성이 있다는 것입니다.

다른 한 가지, 수족구병처럼 더운 날씨에 급증하는 구내염은 헤르판지나, 헤르페스 목구멍염, 포진성 구협염 등 다양한 이름으로 불립니다. 장 바이러스 때문에 생기며 이 바이러스는 수족구 바이러스의 사촌 정도 됩니다. 목구멍에 특징적인 궤양이 생기는데 만일 손발에도 물집이 있다면 구내염이라기보다는 수족구병이라고 해야 합니다.

구내염 자체는 독한 병이 아니지만 아이가 통증으로 잘 먹지 못하는 경우가 많아서 탈수가 올 수 있으니 주의해야 합니다. 죽이든 우유, 아이스크림, 요거트 같은 찬 음식이든 먹을 수 있는 것을 최대한 먹도록 하는 게 중요합니다.

열이 있으면 해열 진통제를 먹일 수 있습니다. 또한 열이 없더라도 아이가 아파하므로 해열 진통제를 먹일 수 있습니다. 일단은 병원에 가서 구내염에 맞는 약을 처방받으면 되겠습니다. 보통 일주일 정도 치료하면 좋아집니다.

⊘ 아데노바이러스 감염

아데노바이러스는 감기 바이러스의 일종입니다. 감기 바이러스 중에서 좀 지독한 바이러스라고 할 수 있습니다. 감기뿐만 아니라 장염, 결막염 같은 병이 생기게도 하는 바이러스입니다. 주로 더러운 물에 닿아 감염되고 접촉이나 비말로도 감염됩니다. 비말 감염은 감염자가 기침, 재채기나 말을 할 때 퍼진 침방울에 바이러스나 세균이 섞여 나와서 다른 사람의 코나 입 안으로 들어가 감염되는 것을 이야기합니다.

영유아 사이에서 여름 및 가을철 유행하는 편이지만 사실 1년 내내 나타납니다. 열이 높고 목이 붓는 게 주증상입니다. 결막염이 함께 나타난다거나 발진이나 위장관 증상이 있는 경우가 많습니다.

아데노바이러스에 감염되면 증상이 대략 일주일 정도 갑니다. 특별한 치료법은 없고 보통 감기처럼 각 증상에 대해 치료를 합니다. 폐렴이나 기관지염, 뇌수막염 같은 합병증이 없다면 크게 심각한 건 아니니 걱정하지 않아도 됩니다. 다만 눈 충혈이 심하면 안과를 따로 가도록 하고, 먹는 양이 절반 이하로 줄고 소변을 8시간 이상 안 보면 입원을 고려하는 게 좋습니다. 두통이나 구토가 있으면 주치의와 상의해서 뇌수막염 검사를 합니다.

⊘ 독감

독감은 단순히 독한 감기라는 뜻이 아닌, 인플루엔자

바이러스 감염을 말합니다. 우리나라에서는 매년 11월부터 3월 사이에 유행합니다. 유행 기간에 해열제에 대해 잘 반응하지 않는 열감기에 걸렸다면 독감일 가능성이 큽니다. 독감 철에는 단연 독감이 열 질환 부동의 1위입니다.

독감에 걸리면 열이 38도를 넘으면서 목이 아프고 근육통에 오한이 옵니다. 대개는 증상이 심한 편인데 소아의 경우 종종 열 외에 특별한 증상을 보이지 않을 때도 있습니다.

독감이라고 확진됐을 때는 의사의 지시에 따라 치료제를 복용해야 합니다. 타미플루는 되도록 열 시작 후 48시간 이내에 투여하는 게 좋습니다.

독감을 막으려면 예방 접종과 손 씻기가 가장 중요합니다. 독감 예방 접종이 독감을 완벽하게 막을 수는 없지만 70퍼센트 정도는 예방할 수 있고 폐렴이나 뇌수막염 같은 합병증을 막을 수 있어서 맞는 것이 좋습니다. 예방 접종은 우리 아이가 독감에 걸리는 것을 막을 뿐만 아니라 집단 면역에 의해 아이들이 독감을 서로 전파하는 것도 막아 준다는 데 그 의미가 있습니다.

⊘ 수족구병

수족구병은 이름 그대로 손과 발, 입안에 물집이 잡힙니다. 바이러스에 감염돼 발생하는 병으로 전염성이 강합니다. 우리나라에서는 주로 5~9월 사이 유행하는데 사실 1년 내내 걸린다고도 볼 수 있습니다.

주로 엔테로바이러스군 중 콕사키 바이러스 A16이나 엔테로바이러스 71 때문에 수족구가 발병하지만 최근 다양한 바이러스들이 검출되고 있습니다. 엔테로바이러스군 감염은 발진이 손과 발, 입에 모두 생기는 수족구병과 입안에만 생기는 구협염, 손발에만 생기는 엔테로바이러스 발진 등 크게 세 가지 유형이 있습니다.

엔테로바이러스군은 소아에게서 무균성 뇌수막염을 일으키는 원인이기도 합니다. 따라서 수족구병일 때는 뇌수막염에 대한 주의가 필요합니다.

수족구병에 걸리면 먹는 양을 유지하는 게 관건입니다. 잘 먹지 못할 때는 입원 치료를 하는 게 좋습니다.

02 이유 없이 열날 때, 의심되는 질환

    특징적인 증상이 나타나지 않으면서 계속 열이 높은 경우도 있습니다. 간혹 위험한 상황일 수도 있으니 이런 질환 때문은 아닌지 주의 깊게 지켜봐야 합니다.

⊘ 돌발진

    돌발진은 말 그대로 돌 근처 6~15개월 아기에게 생깁니다. 돌발진에 걸리면 39도 정도의 고열이 3~4일을 가서 엄마를 당황하게 합니다. 열이 떨어지면서 발진 즉 열 꽃이 나는 것이 특징입니다.

열꽃이 안 나거나 조금만 생기는 경우도 많습니다. 5일 이상 가는 경우는 드물어서 열이 5일 이상 떨어지지 않으면 다른 병이나 합병증 발생을 의심해야 합니다.

대부분 열에 대한 치료만으로 합병증 없이 회복됩니다. 열성 경련이 1~3퍼센트 정도에서 생기기 때문에 열을 잘 조절해 주는 것이 중요합니다. 열에 비해 아이 상태는 나쁘지 않더라도 탈수가 생기면 급격히 상태가 나빠집니다. 그러니 탈수 예방에 신경을 쓰는 게 좋습니다.

⊘ 요로 감염

요로 감염은 소변이 만들어지는 신장이나 소변을 배출하는 방광에 세균이 침투해 염증이 생긴 것을 말합니다. 신장에 염증이 생긴 것을 급성 신우신염, 방광에 염증이 생긴 것을 방광염이라고 하며 증상 없이 소변에서 세균이 배출되는 무증상 세균뇨도 포함됩니다.

요로 감염은 영유아 중에서도 보통 1세 이하는 남아에게서, 2세 이상은 여아에게서 많이 나타납니다. 소아에게서는 흔하게 생기지 않는 편입니다.

설사나 구토처럼 다른 증상이 함께 나타나기도 하지만 열만 나는 경우도 많습니다. 상기도 감염이나 중이염, 편도염, 기관지염, 위장관염 같은 열의 흔한 원인이 발견되지 않고 열이 48시간 이상 가면 의심합니다.

소변에서 냄새가 나기도 하지만 그렇지 않은 때도 있습니다. 진단을 놓치게 되면 합병증이 생길 수 있어서 열의 원인을 잘 모르겠으면 소변 검사가 필요합니다. 따라서 이유 없는 열이 48시간 이상 갈 경우 소변 검사를 받는다고 생각하면 됩니다.

요로 감염이라고 진단을 받으면 5세 이하는 입원해서 주사로 항생제 치료를 하는 것이 원칙입니다. 특별한 합병증이 없다면 2주 정도 치료합니다. 초음파 검사나 신장 스캔 같은 핵의학 검사를 할 수도 있습니다. 또 열이 동반되는 소아의 요로 감염은 신우신염일 가능성이 커서 입원 치료를 하기도 합니다.

요로 감염을 예방하려면 수분을 충분히 섭취하면서 회음부 위생 관리에도 신경 쓰는 게 좋습니다.

⊘ 가와사키병

가와사키병은 주로 5세 이하에게서 생기는 원인 불명의 혈관염입니다. 해열제에 잘 반응하지 않는 고열이 특징입니다. 해열제로 열이 떨어졌다가도 바로 오르는 양상을 보이곤 합니다.

열이 5일 이상 가면서 발진이 있거나 딸기혀일 때, 결막이 충혈됐을 때, BCG 부위가 빨갛게 부어오르는 현상이 있을 때는 가와사키병을 의심합니다. 그러나 증상이 뚜렷하지 않거나 일부 증상만 나타나는 경우도 많아서 일단 5일 이상 계속 열이 나면 반드시 큰 병원에 가 보는게 좋습니다.

가와사키병을 빨리 발견해 치료하면 합병증을 남기지 않을 것입니다. 그러나 진단이 늦어지면 심장 혈관 합병증이 생길 수 있습니다. 대개 10일 이내에 면역 글로불린 치료를 시작해야 합니다.

⊘ 뇌수막염

뇌수막염은 심한 고열, 경련, 의식 저하를 보이며 심각한 후유증을 남길 수도 있어서 엄마들이 걱정을 많이 하는 병 가운데 하나입니다. 뇌를 둘러싸고 있는 뇌막에 염증이 생긴 것으로 뇌 자체에 염증이 생기는 뇌염과는 차이가 있습니다. 뇌수막염은 보통 고열과 함께 두통이나 구토 증상을 보이지만 열만 날 수도 있습니다.

뇌수막염 중 가장 흔한 것은 바이러스에 따른 무균성 뇌수막염으로 대부분 큰 후유증 없이 낫는 편입니다. 반면 세균성 뇌수막염은 치사율이 10퍼센트에 이르고 청력 장애나 정신 지체, 언어 발달 지연, 운동 장애와 같은 신경계 합병증이 생길 확률이 10~20퍼센트 정도입니다. 따라서 빨리 치료를 받는 것이 무엇보다 중요합니다.

열만 나거나 다른 증상이 가벼울 때는 다른 질환을 먼저 검사해 보고 나중에 고려할 수 있습니다. 세균성 뇌수막염은 증상이 심하지만 항생제로 치료할 수 있고, 바이러스성 뇌수막염은 뇌 자체를 침범하지 않으면 증상에 대한 치료로 대부분 좋아집니다.

가끔 엔테로바이러스 감염이 뇌수막염처럼 심한 형태로 나타날 수도 있어서 주의가 필요합니다. 고열과 함께 두통이나 구토, 의식 저하 등이 나타난다면 의사와 상의하여 적극적인 검사와 치료를 받는 것이 좋습니다.

엔테로바이러스 감염 **TIPS**

엔테로는 라틴어로 장을 뜻합니다. 엔테로바이러스(enterovirus)군은 장 바이러스 군입니다. 수족구병의 원인인 콕사키 바이러스, 아폴로 눈병의 원인이면서 중증 수족구와 무균성 뇌수막염의 원인인 엔테로바이러스와 그 외 에코 바이러스 등 여러 바이러스 종류로 이루어진 바이러스 군이라고 할 수 있습니다.

이 바이러스는 열감기의 원인이 될 수 있는데 초기 증상은 38~40도에 이르는 발열 외에 특별한 것이 없습니다. 복통, 구토, 설사 같은 위장관 증상이 함께 나타날 수 있고 소아과에서 목이 살짝 부었다고 하는 정도의 인두염을 동반하기도 합니다. 피부 발진은 있을 수도 있고 없을 수도 있습니다. 단 만일 작은 발진이나 두드러기, 수포 같은 게 생겼다면 엔테로바이러스 감염일 가능성이 큽니다.

열이 나는 기간은 때에 따라 달라서 하루 정도 열이 나고 없어지기도 하고 일주일 정도 가기도 합니다. 열은 계속 나는데 병원에서 소변 검사나 피 검사를 해도 정상으로 나오기 때문에 엄마는 이만저만 걱정이 아닙니다. 검사만 하면 무엇 때문에 열이 나는지 밝혀지고 원인을 잡을 수 있을 줄 알았는데 여전히 오리무중인 셈입니다. 이런 때 엔테로바이러스 감염을 떠올리면 됩니다.

모든 검사가 정상으로 나오다 보니 응급실에서도 중요한 환자는 아닌 것처럼 취급받을지도 모릅니다. 사실 엔테로바이러스 감염은 대부분 정상으로 잘 회복되기 때문에 열 조절만 잘해 주고 탈수만 예방해 주면 됩니다. 열의 원인을 모르더라도 위험한 수준이 아니라면 지켜보는 정도로도 큰 문제는 일어나지 않을 것입니다.

03 이런 질환일 때도 열이 납니다

⊘ 이하선염

볼거리라고도 불리는 이하선염에 걸리게 되면 귀밑 침샘에 염증이 생겨 단단히 부어오릅니다. 부은 부분을 누르거나 입을 움직이면 통증이 심합니다. 열과 함께 두통과 구역질 증세가 나타납니다.

이하선염에는 유행성 이하선염, 급성 화농성 이하선염, 만성 이하선염 등이 있는데, 보통 유행성 이하선염이 대부분입니다. 겨울에서 이른 봄 사이 특히 아이들이 많이 걸리는 유행성 이하선염은 바이러스성 질환으로 감염

력이 강합니다. 따라서 일단 걸리면 어린이집이나 유치
원, 학교에 보내지 않는 게 맞습니다. 냉찜질을 하고 부
드러운 식사를 하다 보면 일주일쯤 후 열과 부기가 가라
앉습니다.

예방 접종으로 예방 가능하며, 보통 우리나라 모든 영
유아가 MMR(Measles, Mumps, Rubella: 홍역, 볼거리, 풍진) 백신
을 접종하고 있습니다.

⊘ 성홍열

고열과 함께 목에 통증이 있고 온몸에 발진이 생기면
성홍열일 수 있습니다. 성홍열은 인후염 이후에 주로 발
생하는 세균성 전염병입니다. A군 사슬알균이 기침, 재
채기 등으로 퍼져서 주로 3~6세 어린이 사이에 옮게 됩
니다. 보통 발열, 두통, 구토, 복통, 인후통 증상으로 시작
했다가 반나절에서 이틀 뒤면 발진이 올라옵니다.

성홍열에 걸리면 생기는 발진은 여름에 탄 것처럼 온
몸에 붉게 나타나는데 손가락으로 누르면 일시적으로 색
이 옅어집니다. 목이 빨갛게 부을 수 있고 목젖이나 목

천장에 수포라기보다는 출혈성 반점이 생깁니다. 혀에 하얀 막이 생기거나 딸기혀가 될 수도 있습니다.

성홍열은 항생제로 치료가 잘 되는 질환입니다. 보통 열흘 정도 항생제 치료를 하는데 치료 시작 2~3일 뒤면 열은 떨어집니다. 가려움증이 심하면 따로 먹는 약과 바르는 약을 처방받습니다.

간혹 류마티스열이나 급성 사구체 신염과 같은 합병증이 발생할 수 있으므로 성홍열이 의심될 때에는 빨리 항생제 치료를 받는 것이 중요합니다. 성홍열로 진단되면 항생제 치료 시작 후 최소 하루는 어린이집이나 유치원에 등원하지 않도록 합니다.

⊘ 수두

수두는 헤르페스바이러스의 일종인 수두-대상포진 바이러스에 감염돼 걸리는 전염성 질환입니다. 열과 함께 온몸에 수포가 있는 붉은 발진이 나타나며 가려워집니다. 수포에서 나오는 액을 직접 접촉해도 옮고, 공기 또는 침과 같은 호흡기 분비물을 통해서도 전염될 수 있습니다.

주로 영유아나 초등학교 저학년 어린이가 많이 걸리고 4월부터 6월, 10월부터 이듬해 1월까지 유행합니다. 2~3주 잠복기를 거치는데 보통 감염되고 13~17일 뒤 증상이 나타나기 시작하며 초기에는 발열, 피로, 식욕 부진 증상을 보입니다. 붉고 둥근 발진이 3~4일간 수포기를 거쳐 7~10일 내 딱지가 지면 증세가 좋아집니다.

홍역, 유행성 이하선염, B형 간염, 일본 뇌염 등과 함께 2군 법정 전염병으로 지정 및 관리되고 있는 수두는 전염력이 매우 강합니다. 특히 발생 초기일수록 전염성이 강하고 딱지가 생기면 전염되지 않습니다. 수두라고 진단되면 집단 발병을 막기 위해 모든 수포에 딱지가 앉아 전염력이 없어졌다는 의사의 판정을 받은 뒤 기관에 보내도록 권고하고 있습니다.

예방 접종을 해도 걸릴 수 있지만 약하게 지나갑니다. 한차례 예방 접종만으로도 예방할 수 있으니 12~15개월 아기는 제때 예방 접종을 하도록 합니다. 과거에 수두를 앓고 회복된 경우 대부분은 평생 면역력을 갖게 되므로 예방 접종을 권장하지 않습니다.

⊘ 홍역

늦겨울 및 봄에 많이 발생하는 홍역은 홍역 바이러스에 따른 감염 질환입니다. 환자와의 직접 접촉은 물론 호흡기 분비물을 통해 공기로 전파됩니다. 전염성이 강해 내성이 없으면 접촉 시 90퍼센트 이상 발병하는 무서운 병이기도 합니다.

홍역 바이러스에 감염되면 잠복기는 1~3주 정도입니다. 초기 3~5일간 감기와 비슷하게 발열과 기침, 콧물, 눈 충혈 같은 증상을 보이고 이후 고열과 함께 온몸에 피부 발진이 나타납니다. 발진은 목 뒤, 귀 아래에서 시작해 몸통, 팔다리 순으로 퍼지며 손바닥과 발바닥에도 생깁니다.

홍역 바이러스의 주요 감염 경로는 공기로 환자가 기침, 재채기를 하면서 주위에 바이러스가 퍼질 수 있기 때문에 격리가 필요합니다. 특효약이나 특별한 치료법 없이 합병증이 없다면 일주일에서 열흘이면 자연 치유됩니다. 아이가 너무 힘들어하면 증상에 대해서만 해열제 등을 주면서 폐렴이나 중이염, 뇌염 같은 합병증이 발생하지는 않는지 지켜보면 되겠습니다.

홍역은 예방 접종이 매우 효과적입니다. 앞서 이야기했듯 우리나라에서는 홍역, 볼거리, 풍진 혼합 백신인 MMR 백신을 접종합니다. 보통 12~15개월 및 4~6세에 접종하는데 홍역이 유행할 때에는 일정을 앞당겨 6개월부터 접종할 수도 있습니다.

신생아 패혈증 TIPS

패혈증을 글자 그대로 보면 피가 썩는다는 무시무시한 말입니다. 정확히는 핏속에 세균이 돌아다니며 뇌, 심장, 신장 등의 장기를 손상시키는 것을 말합니다. 출생 초기 백일 이전에는 아기의 면역 체계가 미성숙하기 때문에 세균 감염에 취약해서 잘 발생합니다.

패혈증이 지속되면 혈압이 떨어지고 생명을 위협하는 패혈성 쇼크를 일으킬 수 있습니다. 그러니 패혈증이 의심된다면 바로 병원에 가야 하는 응급 상황입니다.

병원에 가면 기본적인 피 검사, 소변 검사, 엑스레이 검사 외에 소변 속에 균이 있는지 보는 배양 검사, 뇌척수액 검사를 합니다. 뇌척수액 검사는 신생아 패혈증의 주요 원인인 '뇌수막염'이라는 질병에 대한 검사로 앞으로의 치료 방향을 결정하는 데 큰 도움이 됩니다. 힘들겠지만 주치의가 필요하다고 판단하면 검사를 진행하는 것이 좋습니다.

신생아 패혈증이 의심되고 혈액 검사 및 소변 검사에서 염증이 있다고 판단되면 일단 죽일 수 있는 세균의 범위가 넓은 '광범위 항생제'를 투여합니다. 이후 소변 배양 검사, 뇌척수액 검사 결과가 나오는 3~4일 뒤 검사 결과에 따라 항생제를 바꾸기도 합니다. 일반적으로 1~2주일 정도 항생제 치료를 하는 것이 원칙입니다.

신생아가 열이 난다는 것은 이미 세균이 침입해 패혈증이 진행되고 있다는 것입니다. 아이 상태가 괜찮더라도 균이 장기를 침범하기 시작하면 상태가 매우 급격히 나빠질 수 있습니다. 따라서 열이 나면 바로 응급실을 찾는 것이 좋습니다.

메르스 **TIPS**

2015년 5월, 우리나라에서 첫 메르스 환자가 발생했습니다. 당시 메르스로 약 7개월 동안 감염자 186명, 격리조치 1만 6천여 명이라는 피해가 있었습니다. 특히 감염자 186명 중 사망자가 38명에 이르면서 온 나라가 메르스 공포에 떨었습니다.

40퍼센트에 이르는 치사율은 사우디아라비아에서 나온 통계입니다. 우리나라의 메르스는 치사율이 10~20퍼센트 내외로 알려진 것보다는 낮습니다.

치사율의 차이는 감염된 환자의 기저 질환 등의 차이와 의료 수준의 차이로 설명할 수 있습니다. 10퍼센트는 메르스의 사촌격인 사스와 유사한 치사율입니다. 지나치게 겁먹을 필요는 없지만 과소평가해서도 안 됩니다. 바이러스 감염에서 10퍼센트 넘는 치사율은 결코 낮은 것이 아닙니다.

30~40대인 젊은 사람보다는 60대 이상의 노령층이나 폐 질환, 당뇨, 암, 간 질환 같은 기저 질환이 있는 경우 사망 확률이 높습니다.

그러나 메르스와 같이 하기도를 침범해 폐렴을 일으키고 호흡 곤란을 특징으로 하는 바이러스는 젊은 사람도 안심할 수 없습니다. 기저 질환이 있는 경우나 노령층보다는 위험이 덜하지만 오히려 젊다 보니 활발한 면역 반응으로 심하게 앓을 가능성도 있기 때문입니다.

메르스는 폐와 신장을 침범하는 특징이 있어서 천식이나 만성 폐쇄성 폐 질환, 고혈압이나 당뇨에 따른 만성 신부전증 등이 있으면 더 위험합니다. 일반적으로 인플루엔자 필수 접종 대상이면 위험하다고 생각하면 됩니다. 당뇨병은 기저 질환에 들어가지만 단순 고혈압이나 고지혈증은 기저 질환에 들어가지 않습니다. 특히 인플루엔자 독감은 전형적인 공기 감염으로 방역의 개념이 메르스와는 완전히 다릅니다. 인플루엔자 독감 환자와 접촉한다고 해서 접촉자를 격리하지 않습니다. 심지어 독감 걸린 의사도 마스크를 쓰고 환자를 진료할 수 있습니다. 공기 감염은 광범위하게 퍼지기 때문에 예방 백신과 치료제가 주된 방역의 수단이 됩니다. 접촉자 격리는 의미가 없는 셈입니다. 신종 플루도 2천만 명이 예방 접종을 하고 나서야 수그러들었습니다. 반면 메르스는 주된 전파 경로가 기침과 재채기, 접촉 감염이므로 접촉자 격리 등의 방역이 훨씬 중요합니다.

메르스에 대한 불안이 확산되면서 근거 없는 예방법이 인터넷에 떠돌기도 했습니다.

양파를 곁에 둔다든지 하는 것은 메르스에 전혀 효과가 없습니다. 또 비타민C나 홍삼 등 면역력을 높인다는 건강 기능 식품도 많이 팔리는데 면역력을 높여 주는 것은 규칙적인 식사와 충분한 수면, 운동 외에 증명된 것이 없습니다. 의료인이 비타민C를 하루 권장량의 수십 배씩 먹으라고 쓴 글도 보았는데 참으로 무책임한 행동입니다.

비타민C가 감기 예방에 도움된다는 몇 가지 연구 결과가 있지만 반대인 연구 결과도 많습니다. 더구나 메르스는 감기가 아닙니다.

마스크를 하고 손을 한 번 더 씻는 것이 현명할 것입니다.

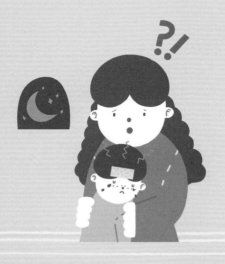

우리 아이를
괴롭히는
질병 Best 6

01 중이염

"저희 아이는 감기에 걸리면
꼭 중이염이 같이 와요. 반복되는 중이염
어떻게 하면 좋을까요?"

중이염의 원인은 무엇인가요?

급성 중이염은 고막 안쪽의 중이에 세균이나 바이러스가 침투하여 염증을 일으키는 것으로 소아에게 매우 흔한 질환 중하나입니다. 특히 감기 등 상기도 감염 후 가장 흔하게 발생하는 합병증이고 소아에게 항생제 사용이나 수술을 하게 만드는 흔한 질환이기도 합니다. 생후 6개월부터 두 돌까지 아기 중절반 정도가 걸리는 것으로 알려졌으며 만 3세 정도까지는 70퍼센트가 중이염을 앓았다는 보고도 있습니다.

이 시기의 아이는 면역력이 아직 불완전하여 세균이나 바이러스에 취약합니다. 또 코와 귀를 연결하는 귀인두관(유스타키오관)이 성인에 비해 높낮이 차이가 거의 없어서 코나 인두 쪽의 감염이 쉽게 전파될 수 있는 해부학적인 구조로 돼 있습니다. 이러한 구조는 초등학교에 들어갈 나이가 되어야 성인과 비슷해집니다. 그래서 중이염은 주로 아이들의 질환인 것입니다.

세균과 바이러스가 모두 중이염의 원인이 될 수 있지만, 세균이 원인인 경우가 훨씬 더 많습니다. 세균 중에서는 폐렴구균이 가장 흔한 원인이었는데 최근 폐렴구균 예방 접종이 필수 접종으로 지정되어 대중화되면서 다른 세균에 따른 감염이 늘고 있습니다.

중이염은 어떤 증상을 보이나요?

귀가 아픈 이통과 열이 동반되는 게 급성 중이염의 전형적인 증상입니다. 중이염이 생기기 전에 감기가 먼저일 때도 많아서 기침이나 콧물이 있을 수 있습니다. 그러나 3세 이하 어린아이는 의사 표현을 잘 하지 못하기 때문에 보채거나 잘 먹지 않는다면 유심히 살펴봐야 합니다. 귀를 잡아당기는 행동도 중이염을 의심할 수 있지만 다른 증상이 함께하지 않는다면 급성 중이염과는 관련이 없을 수도 있습니다. 증세가 심해 고막에 구멍이 생기면 삼출액이 밖으로 나오는 이루가 생깁니다.

중이염이 합병증을 일으킬 수도 있다는데 사실인가요?

중이염으로 귀 주위 구조물에 염증이 전파될 수 있으며 심한 경우 안면신경마비나 뇌수막염, 뇌농양 같은 심한 합병증이 올 수도 있습니다. 그러나 항생제의 발달로 이러한 합병증은 거의 나타나지 않습니다.

급성 중이염의 가장 흔한 합병증으로는 원인균을 완전히 처치하지 못해서 생기는 급성 재발성 중이염과 급성 중이염으로 생긴 중이 내 삼출물이 완전히 사라지지 않고 중이에 남아서 문제를 일으키는 삼출성 중이염이 있습니다. 급성 재발성 중이염은 6개월에 3~4회, 1년에 6회 이상 중이염이 생기는 경우로 철저한 원인균 규명을 해야 합니다.

급성 중이염 치료가 끝나고 한 달 정도 지나면 절반 정도는 중이에 찼던 삼출액이 사라지고 3개월까지는 90퍼센트가 사라집니다. 반대로 말하면 10퍼센트 정도는 삼출성 중이염이 될 수 있다는 뜻입니다. 세 명 중 두 명은 아무런 치료 없이 두세 달이 지나면 없어지므로 삼출성 중이염이 생겼다고 해서 너무 걱정할 필요는 없습니다. 그러나 계속 낫지 않으면 청력에 문제를 일으킬 수 있기 때문에 전문의와 상담을 통해 정확한 치료를 받는 것이 좋습니다.

급성 중이염은 어떻게 치료하나요?

급성 중이염은 기본적으로 항생제 치료를 합니다. 그러나 나이나 증상의 심한 정도에 따라서 2~3일 정도 지켜본 뒤 항생제를 시작할 수 있습니다. 이통이 심하고 39도 이상 고열이거나 만 2세 이하일 때는 진단이 확실하면 대부분 처음부터 항생제를 씁니다. 항생제를 쓰는 주된 목적은 심한 합병증을 줄이기 위한 것이라고 생각하면 됩니다.

항생제를 먹이는 기간은 만 6세 이하일 때 열흘이 보통이고 좀 더 큰 아이는 5~7일입니다. 항생제 내성에 대한 걱정도 많은데 내성은 주로 항생제를 불완전하게 사용했을 때 생깁니다. 의사 처방에 따라 끝까지 완전하게 항생제를 먹였다면 내성을 크게 걱정하지 않아도 됩니다.

삼출성 중이염은 일종의 후유증으로 볼 수 있고 저절로 낫는 경우도 많아서 처음부터 항생제를 먹지는 않습니다. 대개 3개월 정도는 기다린 후 항생제를 먹일지 말지 결정합니다. 만일 항생제를 써도 좋아지지 않거나 청력이 두드러지게 떨어지면 고막에 튜브를 삽입하는 수술을 받을 수 있습니다. 대부분 대학병원 이비인후과에서 시행하고 아이가 어리면 전신 마취 후 수술을 받습니다.

중이염을 예방하는 방법이 있나요?

중이염은 상기도 감염의 합병증으로 생기는 경우가 많아서 일반적인 감기 예방법이 중이염 예방법이 됩니다. 잘 먹고 잘 자는 것이 좋고 손을 깨끗이 씻는 것 같은 개인위생이 중요합니다.

중이염의 흔한 원인균인 폐렴구균과 헤모필루스 인플루엔자는 필수 예방 접종으로 지정돼 있습니다. 이러한 예방 접종을 빼먹지 않고 받는 것이 세균성 중이염을 어느 정도 예방해 줍니다.

비염이 있다면 급성 중이염에 더 잘 걸릴 수 있고 급성 중이염 후에 삼출액의 배출 과정을 막아서 삼출성 중이염도 생길 수 있습니다. 따라서 비염이 있는 아이라면 평소 코 관리를 잘해 주는 게 중이염 예방에 도움이 됩니다.

02 독감

"10월에는 항상 독감 예방 주사를 맞으라고 하는데요.
주사를 맞아도 독감에 걸린 적이 있는데
꼭 독감 예방 주사를 맞아야 하나요?"

독감이 정확히 무엇인가요?

독감은 인플루엔자 바이러스가 일으키는 급성(갑자기 발생하는) 열성(고열이 나는) 호흡기(기침, 콧물, 목 아픔 증상) 질환입니다.

'독감'이라는 이름만 보면 그저 '독한 감기'처럼 보이지만 과거 수많은 생명을 앗아갔던 무서운 질환입니다. 현재는 예방 접종과 정확하고 신속한 검사는 물론 치료제까지 있어서 예전과는 상황이 달라졌습니다. 그래도 열성 경련, 폐렴, 뇌염 및 뇌증 등 중증 합병증까지 일으킬 수 있으므로 방심은 금물입니다.

우리 아이가 어떤 증상을 보이면 독감을 의심할까요?

독감 유행 시기에 갑자기 열이 높으면서 기침이 나고, 목과 온몸이 다 아프다고 힘들어하면 가능성이 매우 높습니다. 아이들은 구토나 설사도 할 수 있습니다.

독감 예방법이 있나요?

독감 예방은 예방 접종이 가장 중요합니다. 만 9세 미만 아이는 첫 접종 시 한 달 간격으로 두 번을 완료해야 충분한 면역이 생깁니다. 만 9세가 넘어가면 첫 접종이라도 1회 접종으로 충분한 면역이 생깁니다.

생후 6개월 미만 아기는 접종할 수 없으므로 가족 전체가 접종해서 집에서 전파되는 것을 막아야 합니다. 독감 유행 기간 중 아기가 6개월이 되면 접종을 하면 됩니다.

접종 완료 후 2주 정도 지나야 면역력이 생기므로 혹시 유행 시기에 접어들어서 접종을 완료했다면 2주 정도는 사람 많은 곳을 피하는 게 좋습니다.

균주 중 3개만 커버하는 3가 백신과 4개를 커버하는 4가 백신이 있는데 요즘은 거의 4가 백신을 접종하고 있습니다. 단, 3세 미만 아이에게 4가 백신은 일부만 허가된 상태입니다.

또 코에 뿌리는 약독화 생백신도 있습니다. 약독화 생백신은 병원체의 병원성을 약화시켜서 면역성만 지니게 한 백신입니다. 주사를 무서워하는 아이에게 쓸 수 있으나 2세 이상부터 가능합니다. 천식이 있거나 면역 저하 상태라면 쓸 수 없습니다. 접종 후 국소 부작용으로 콧물, 코 막힘이 생길 수 있다는 단점도 있습니다.

그 밖에 독감 유행 시기에는 특히 손을 잘 씻는 것이 중요합니다. 평소 규칙적인 생활과 충분한 영양 섭취에도 신경 쓰는 게 좋습니다.

A형 독감에 걸리고 B형 독감에 또 걸릴 수 있나요?

보통 A형 독감이 먼저 유행하고 한두 달 뒤 B형 독감이 유행하는 식이지만 독감 A형과 B형이 동시에 유행하기도 합니다. 이미 A형 독감에 걸렸었더라도 B형 독감에 또 걸릴 수 있습니다. 심지어는 동시에 A형과 B형 독감에 걸릴 수도 있습니다.

3가 백신은 보통 두 가지의 A형과 한 가지의 B형을 커버하고 4가 백신은 두 가지의 A형과 두 가지의 B형을 커버합니다. 그래서 4가 백신이 낫다고 볼 수 있지만 만 3세 이하는 제한이 있고 무료로 맞을 수도 있는 3가에 비해 비싸다는 단점이 있습니다. 물론 4가 백신을 맞는다 해도 100퍼센트 독감에 안 걸리는 것은 아닙니다.

독감 검사 음성인데 다시 검사해야 하나요?

열이 시작된 지 12시간이 안 됐다면 검사에서 음성으로 나올 수 있습니다. 바이러스가 아직 충분하게 증식하지 않아서 독감인데도 음성으로 나오는 것입니다. 물론 양성으로 나오기도 하지만 의사 대부분은 열이 시작되고 12시간 정도 지난 뒤 검사를 받으라고 권유합니다.

독감 검사를 너무 일찍 받아서 음성으로 나왔다면 하루 정도 후에 다시 검사를 받았을 때 양성으로 나올 수 있습니다. 검사를 다시 받을지는 주치의 선생님과 상의하면 됩니다.

사실 현재 하고 있는 독감 검사인 간이 항원 검사는 양성이 나오면 독감이 거의 확실하지만 음성이 나오면 독감인지 아닌지 알 수 없다는 문제가 있습니다. 양성 예측도는 95퍼센트 이상이나 음성 예측도는 30~40퍼센트로 매우 낮습니다.

그렇다 보니 독감 검사를 하루이틀 간격으로 두 번 하는 경우도 생깁니다. 과연 이 독감 검사를 다시 해야 하는지 고민이 많을 수밖에 없습니다. 가뜩이나 아픈 아이에게 면봉으로 코를 쑤시는데 아이가 울기라도 하면 같이 울고 싶은 심정입니다.

독감 검사는 사실 의사로서도 많이 고민하는 부분입니다. 검사를 하는 큰 이유는 타미플루를 먹여 증상과 합병증을 줄이기 위해서입니다. 그런데 컨디션 좋고 열이 38도 이하로 심하지 않거나 편도염, 중이염처럼 다른 열의 원인이 확실히 있는 경우, 열난 지 72시간이 지난 경우는 타미플루를 먹일 이유가 뚜렷하지 않습니다. 그래서 꼭 다시 검사할 필요는 없다는 생각입니다.

아이 상황에 따라 주치의 선생님과 잘 상의해 보는 게 좋겠습니다.

독감 검사 음성인데 타미플루를 먹어야 하나요?

독감 유행 기간에는 가족 중에 독감 환자가 있어 독감이 강력 의심되면 검사에서 음성이 나와도 타미플루를 처방하라는 것이 질병관리본부의 지침입니다. 하지만 검사 결과가 음성인데 아이에게 약을 먹이고 싶은 부모는 없을 것입니다. 그래서 보통 다시 독감 검사를 하게 됩니다.

그러나 다시 검사하는 것도 문제는 있습니다. 독감 검사를 다시 해서 양성이 나오면 독감이므로 나쁜 상황이지만 한편으로 치료 방침을 결정하는 데는 잘된 상황이라고 할 수도 있습니다. 하지만 다시 검사해서 또 음성이면 판단하기가 여전히 곤란합니다. 그렇기 때문에 독감 의심 상황에서는 그냥 타미플루를 처방하는 것도 충분히 말이 됩니다.

엄마 아빠 입장에서는 여전히 잘 이해가 안 될 수 있지만 처방이 내려지면 타미플루를 먹이는 것이 좋습니다.

독감에 걸렸더라도 약하게 앓고 지나가면 큰 문제가 없습니다. 특히 독감 예방 접종을 받았다면 약하게 앓고 지나가는 경우도 많습니다.

독감 검사는 독감이 의심될 때 합니다. 38도 이상의 열이 있으면서 목이 붓거나 두통, 근육통 같은 증상이 있으면 독감을 의심합니다.

물론 독감이어도 체온이 정상이거나 미열에 그칠 때도 많습니다. 그러나 독감 검사를 하는 큰 이유는 타미플루를 먹을지 말지 결정하는 것 때문입니다. 타미플루를 먹는 목적은 심한 증상을 줄이거나 합병증을 예방하기 위해서입니다. 이 말은 곧 증상이 심하지 않으면 굳이 검사를 받을 필요가 없다는 이야기도 됩니다.

따라서 증상이 가벼우면 검사를 받을지 말지 주치의 선생님과 상의해 보도록 합니다. 심하지 않으면 검사를 받지 않고 일반적인 증상에 대한 치료를 하면서 지켜보면 됩니다.

열난 지 48시간 지나서 독감 판정을 받았는데 타미플루 먹여야 하나요?

타미플루는 열난 지 48시간 이내에 복용하는 것이 가장 좋습니다. 그러나 증상이 심하다면 48시간 이후에도 복용을 권장

합니다. 즉 48시간이라는 시간이 절대적이지는 않다는 것입니다. 아이의 상태에 따라서 48시간이 안 되었지만 타미플루를 안 먹일 수도 있고 48시간이 지났지만 먹일 수도 있습니다.

타미플루를 먹으면 세 가지 이점이 있습니다. 바이러스의 양을 줄여 주는 것이기 때문에 증상이 약해질 뿐 아니라 합병증을 예방하고 전염력을 낮춥니다.

집에 아이가 두 명 이상이거나 노인이 같이 산다면 증상이 가벼워도 전염력 차단 목적으로 타미플루를 먹일 수 있습니다.

독감 전염성은 언제 없어지나요?

타미플루를 먹지 않았다면 증상이 있는 동안은 전염력이 있다고 봐야 합니다. 열이 떨어지더라도 수일 정도는 전염력이 있다고 봐야 할 것입니다.

타미플루를 먹으면 2~3일만 지나도 바이러스 양이 줄면서 전염력은 현저하게 줄어듭니다. 5일 다 먹고 열과 동반 증상이 모두 사라지면 전염력은 거의 없다고 보면 됩니다.

다만 5일을 다 먹고도 아직 증상이 남아 있을 때는 전염력이 있을 수 있으므로 주의하는 게 좋습니다.

독감 걸리면 반드시 입원해야 하나요?

아이가 잘 먹고 컨디션이 유지되면 어리더라도 입원할 필요는 없습니다. 즉 독감 자체로 입원할 필요는 없다는 이야기입니다.

먹는 양이 절반 이하로 줄고 소변량이 줄면 수액 치료가 필요하고, 수액 치료를 계속 받아야 한다고 예측되면 입원을 고려합니다. 또 독감의 합병증으로 폐렴이나 뇌수막염 등이 생겼다면 입원해야 합니다.

그 밖에는 타미플루를 먹이면서 지켜보면 됩니다. 한 가지 특수한 상황은 집안에 어린 아이나 노인이 있는 경우입니다. 추가 감염을 막기 위해 입원을 고려할 수 있습니다. 아이 상태와 현재 상황을 주치의 선생님과 잘 상의해서 결정하도록 합니다.

독감 약이 타미플루가 아니라 OO플루인데 괜찮은 건가요?

타미플루는 다국적 제약회사인 로슈에서 독점 생산했는데 2016년 특허가 만료돼 다른 회사도 동일한 성분의 약을 만들어서 팔 수 있습니다.

즉 타미플루는 오리지널 약이고 나머지는 특허 만료에 따라 여러 회사에서 만든 복제약입니다. 타미플루는 캡슐 형태여서 최근 복제약 중 소아가 먹기 편리한 현탁액의 처방이 늘어난 것 같습니다. 성분은 같으니 걱정하지 않아도 됩니다.

먹는 약 말고 독감 주사제가 있는데 아이는 맞을 수 없나요?

국내 제약사에서 독감 치료 주사제가 나오고 있습니다. 미국 FDA 승인도 받았다고 합니다. 1회 수액 주사로 치료가 끝나기 때문에 편리하다는 장점이 있습니다. 24개월 아이부터 쓸 수 있습니다.

타미플루 먹고 토했는데 다시 먹여야 하나요?

타미플루의 부작용 중 흔한 게 위장관 부작용입니다. 구역이나 구토가 흔합니다. 또 아이가 열이 날 때는 장 운동성이 떨어집니다. 그래서 약만 먹이면 토하는 아이가 많습니다.

바로 토한 경우, 대개 약 먹은 지 10분 이내에 토했다면 다시 먹이는 것이 좋고 그 이상 지났다면 다시 먹이지 않고 지켜보도록 합니다. 쓴맛 때문에 약을 거부한다면 요구르트 등과 함께 주면 도움이 됩니다.

만일 다시 먹여서 5일치 약이 모자란다면 빼먹은 약을 더 먹일 것인지 주치의 선생님과 상의합니다.

타미플루 먹으면 언제 열이 떨어지나요?

때에 따라 다르지만 보통 2~3일 먹으면 열이 떨어집니다. 물론 5일 다 먹어야 떨어지는 경우도 있습니다. 5일 다 먹고도 열이 떨어지지 않거나 2~3일 후 떨어졌다가 다시 열이 오르면 합병증이나 다른 바이러스 감염이 새로 생긴 건 아닌지 다시 병원 진료를 받는 것이 좋습니다.

타미플루 먹고 열이 내렸는데 아이에게 약을 그만 먹이면 안 되나요?

증상이 좋아지면 타미플루를 그만 먹여도 되는지 질문이 많은데 그러면 안 됩니다. 타미플루도 일종의 항생제(항바이러스제)입니다. 중간에 좋아졌다고 중단하면 남아 있던 바이러스가 다시 증식해서 문제를 일으키기도 합니다. 이러한 때는 바이러스가 내성을 갖는 경우가 생길 수 있습니다. 의사 처방대로 5일을 다 먹여야 합니다. 항생제를 중단할 때는 반드시 의사와 상의하도록 합니다.

타미플루와 해열제를 동시에 먹어도 되나요?

독감에 걸리면 타미플루를 먹여도 금방 열이 떨어지지는 않습니다. 따라서 열이 높을 때는 해열제를 같이 먹이는 경우가 많고 기침이나 다른 증상이 있으면 약이 여러 가지가 됩니다.

원칙적으로는 모든 약을 같이 먹어도 무방합니다. 다만 약의 양이 너무 많다면 한꺼번에 먹다가 토할 수도 있습니다. 그러니 타미플루를 1시간 정도 간격을 두고 먼저 먹이거나 나중에 먹이면 좋습니다.

해열제는 열이 38도 이상이면 먹일 수 있고 아이 상태가 괜찮으면 39도 정도까지는 지켜볼 수도 있습니다. 굳이 정상 체온까지 떨어뜨릴 필요는 없고 37.5도에서 38도 초반 정도로만 유지돼도 나쁘지 않습니다.

타미플루와 항생제를 함께 처방받았는데 같이 먹여도 되나요?

타미플루는 독감 바이러스에 작용하는 약입니다. 독감일 때 원칙적으로는 세균에 작용하는 항생제를 동시에 먹이지 않습니다. 대부분은 타미플루만 먹는 것입니다.

그러나 중이염이나 심한 편도염 등이 같이 있다거나 기관지염, 폐렴 등 합병증이 의심된다면 항생제를 같이 먹일 수 있습니다.

타미플루 먹이는 간격을 어떻게 해야 하나요?

타미플루는 보통 하루 두 번 12시간 간격으로 먹이도록 처방받았을 것입니다. 그러나 오후에 한 번 먹이면 새벽에 먹이기 힘든 단점이 있습니다. 새벽에 아이를 깨워서 약을 먹이는 것은 확실히 쉬운 일이 아닙니다.

이럴 때는 10~14시간 간격으로 먹이면 됩니다. 예를 들어 오후 5시에 먹였을 때는 14시간 뒤인 오전 7시에 먹여도 괜찮습니다. 오후 2시에 먹였으면 밤 12시에 먹이면 됩니다. 그러나 오전에 먹이면 약 복용 시간 조절이 비교적 쉽습니다. 즉 오전에 독감 검사를 받고 약을 먹이는 것이 낫다고 하겠습니다.

임신, 수유 중 타미플루 복용, 괜찮은지요?

임신 중인데 독감에 걸리면 의사와 상의해서 타미플루를 복용할 수 있습니다. 위장관 부작용을 고려해 주사제를 맞는 것도 가능합니다. 수유 중이어도 모유 수유 금기 사항은 아니므로 타미플루를 먹도록 합니다.

독감 접종, 늦게라도 해야 하나요?

임산부와 최근 6개월이 지난 아기처럼 적절한 독감 접종 시기를 어쩔 수 없이 놓친 경우라면 가능할 때 늦게라도 접종을 하는 게 좋습니다.

타미플루 냉장 보관이 맞나요? 실온 보관이 맞나요?

독감 약은 25도 이하 실온에서 보관합니다. 해열제와 같다고 생각하면 됩니다. 항생제는 냉장 보관해야 하는 약이 많은데 독감 약은 꼭 냉장 보관할 필요가 없습니다.

다만 실내 온도가 25도를 넘어가지 않도록 주의하는 게 좋습니다.

독감 예방 접종, 꼭 맞혀야 할까요?

독감은 인플루엔자 바이러스가 원인인데 다른 바이러스에 비해 폐렴이나 뇌수막염 같은 합병증을 잘 일으킵니다. 면역력이 강한 성인은 안 맞아도 괜찮지만 6~59개월 아이는 물론 65세 이상 노인이나 만성질환자, 임산부는 필수 접종 대상입니다.

독감 접종을 하면 독감에 안 걸리는 건가요?

독감 접종의 예방률은 60~80퍼센트 정도입니다. 접종을 해도 걸릴 수 있지만 확률을 낮춰 줍니다. 또 독감 접종은 폐렴과 같은 심한 합병증에 걸릴 확률과 사망률도 낮춰 줍니다. 즉 약하게 앓고 지나가게 해 준다고 생각하면 됩니다.

적절한 독감 접종 시기는 언제인가요?

독감 유행 시기가 11월부터 이듬해 4월 정도이므로 10월 말까지는 독감 예방 접종을 하는 것이 좋습니다. 접종 시기에 안 맞았다면 유행 기간이라도 맞는 것이 좋습니다. 접종 후 면역력이 생기는 데 2주 정도가 걸리고 면역력은 6개월 정도 갑니다. 따라서 가능하면 10월 중순까지는 맞는 것이 좋겠습니다.

3가 백신과 4가 백신, 어떤 걸 맞을까요?

보통 1월까지는 A형이 주로 유행하다가 2월부터 B형이 유행하는 양상을 보입니다. 3가 백신은 영유아 필수 예방 접종에 사용되는 것으로 A형 바이러스 두 가지와 B형 한 가지로 구성되며 4가는 B형 한 가지가 더 추가됩니다. 가능하면 4가를 맞는 것이 더 좋다고 볼 수 있지만 3가를 맞아도 괜찮습니다. 한때는 만 3세 이상만 4가 백신을 맞을 수 있었지만 이제 4가 백신 일부는 만 3세 미만도 접종이 가능합니다.

계란 알레르기가 있는데 독감 접종을 해도 되나요?

바이러스 배양에 계란을 이용하는 전통적인 방식으로 만든 백신은 심한 계란 알레르기(아나필락시스 등 전신 반응)가 있으면 맞을 수 없습니다. 가벼운 알레르기라면 접종은 가능하지만 접종 후 1시간 정도 병원에서 관찰이 필요합니다. 계란을 이용하는 방식이 아닌 세포 배양 백신은 계란 알레르기가 있어도 접종할 수 있습니다.

독감 접종 후 열이 나면 어떻게 대처할까요?

독감 접종 후 면역 반응에 따라 열이 생길 수 있는데 24~48시간 이내에는 떨어집니다. 38~39도 정도면서 아이 컨디션이 나쁘지 않을 때는 해열제를 먹이고 지켜보면 됩니다. 열이 48시간 이상 가거나 40도 이상 고열이 나는 경우, 열과 함께 아이가 축 처질 때는 의사의 진료를 받는 게 좋습니다.

임산부는 독감 접종, 언제 맞아야 할까요?

임신 중 독감에 걸리면 폐렴 같은 합병증이 증가하고 유산이나 조산, 저체중 아기의 빈도가 높아지므로 꼭 맞아야 합니다. 임신 10주 이상이라면 의사와 상의해서 맞는 게 좋습니다. 또 임신 가능성이 있거나 준비 중이어도 맞는 것이 좋습니다. 임산부가 독감 접종을 하면 출생하는 아기도 독감에 대한 면역력을 가지고 태어나게 됩니다.

03 수족구병

> "저희 아이는 어린이집을 다닌 이후 수족구에
> 자주 걸려요. 아이가 아파서 괴로워하면
> 어떻게 해 줘야 할지 모르겠어요!"

수족구병이 무엇인가요?

수족구병은 손, 발, 입에 붉고 오돌토돌한 발진이나 물집이 생기는 전염성 질환입니다.

늦봄에서 초가을에 걸쳐 주로 발생하는데 특히 여름에 유행하고 7월에 절정입니다. 물론 늦가을에서 겨울 사이에도 간혹 걸리는 아이들이 있지만 유행은 하지 않습니다. 왜냐하면 수족구병을 일으키는 장 바이러스가 더운 환경에서 잘 살기 때문입니다.

수족구병은 10세 미만이 97퍼센트 걸릴 정도로 어린 아이에게 흔한 질환입니다. 특히 5세 이하 영유아가 80퍼센트를 차지하며 가장 많이 걸리는 나이는 2~3세 무렵입니다. 특히 어린이집에 다니는 아이가 잘 걸립니다. 성별에 따른 차이는 없는 것으로 알려졌습니다.

옛날에는 장 바이러스 중 콕사키 바이러스 A16과 엔테로바이러스 71이 번갈아가면서 유행했는데 최근에는 콕사키 바이러스 A6을 비롯한 다른 장 바이러스들도 섞여 있어 원인 바이러스가 최소 10종 이상 보고되고 있습니다.

수족구병에 걸렸던 아이가 또 걸리기도 하나요?

각 바이러스는 한 번 걸리면 평생 면역이 돼서 다시 걸리는 경우가 거의 없습니다. 수족구병에 또 걸렸다면 다른 바이러스 때문에 생긴 수족구병이라고 보면 됩니다.

특히 매해 다른 바이러스가 번갈아 가면서 유행하므로 지난해 걸린 아이가 올해도 또 걸리는 경우를 많이 봅니다. 또한 같은 해 두 번 걸린 아이도 늘고 있어 조사해 본 결과 각 바이러스가 수개월 간격으로 유행한다고 밝혀졌습니다. 유행은 아니지만 섞여 있는 다른 바이러스로 인해 같은 해 세 번 걸린 아이도 봤습니다.

수족구 바이러스는 종류마다 증상이 다른가요?

옛날 콕사키 바이러스 A16 감염을 포함한 수족구병은 손, 발, 무릎, 팔꿈치, 엉덩이 등에 얇은 막으로 덮인 작은 물집과 입속 혀, 입천장 등에 여러 개의 붉은 물집을 보였습니다.

이후 등장한 엔테로바이러스 71은 전신에 나타나는 증상은 가볍지만 뇌염, 뇌수막염 등 중추신경계 합병증이 생길 수 있고 사망하는 경우도 있습니다.

2008년 이후에 유행의 중심에 선 콕사키 바이러스 A6은 고열이 흔한 편이고 피부 친화성이 강해 피부 증상이 심합니다. 목젖 주변 헤르판지나 부위에도 물집이 생기며 치유되고 1~2개월 후 손톱이나 발톱이 벗겨지거나 빠지는 '조갑탈락증' 또는 손발톱에 가로선이 그어지는 '조갑횡구증'을 보이기도 합니다.

수족구병에 걸리면 경과가 어떻게 되나요?

일반적으로 가장 먼저 나타나는 증상은 발열입니다. 보통은 38.5도 미만의 열이, 콕사키 바이러스 A6 등 일부에서는 38.5도 이상의 고열이 나타납니다. 또 목의 통증과 식욕 부진 및 피로감 같은 증상이 있습니다.

열이 나고 1~2일 뒤면 피부 증상이 나타나기 시작합니다. 입안의 볼 안쪽, 잇몸 및 혀에 작고 붉은 반점이 나타납니다.

이런 반점은 물집 또는 궤양으로 변할 수 있습니다. 또한 손, 발 및 엉덩이에 피부 발진이 일어날 수 있으며 가끔 팔과 다리에도 발진이 나타날 수 있습니다.

발진에는 융기 또는 편평형 붉은 반점과 물집도 포함됩니다.

수족구병에 걸리면 처음 1~3일 동안은 열이 나면서 증상이 심해지고 아이가 잘 먹지 못합니다. 3~4일이 지나면 호전되기 시작해서 대개 7~10일 내에 저절로 좋아집니다.

수족구병은 구체적으로 어떤 피부 증상을 나타내나요?

수족구병의 발진은 주로 손바닥, 발바닥, 발 측면에 잘 생깁니다. 아이들은 무릎, 팔꿈치 관절 부위와 엉덩이 부위에도 발진이 생길 수 있습니다.

처음에는 붉은 반점으로 시작해서 점차 오돌토돌해지고 물집으로 변합니다. 물집은 표면이 얇고 농이 아니라 맑은 물 같은 게 들어있습니다. 입속에는 볼 점막, 혀, 입천장 등에 나타납니다. 단 엉덩이 부위에는 물집이 잘 생기지 않습니다.

여름에는 모기 물린 것처럼 보이기도 합니다. 가려움증은 별로 없는데 간혹 가렵거나 아프다고 하는 경우도 있어서 아이에게 맞춰 치료합니다.

수족구병을 어떻게 진단 하나요?

수족구병은 역학 조사나 뇌수막염 등 합병증에 대한 검사 같은 특별한 경우를 제외하고는 의사 판단으로 진단합니다. 이름과는 달리 손, 발, 입에 다 나타나지 않는 비전형 수족구병도 있지만 진단이 어려운 질환은 아닙니다. 감별해야 할 질환으로는 헤르판지나, 헤르페스, 수두, 여름철 모기 물림, 겨울철 동창 등이 있습니다.

헤르페스 목구멍염, 물집앙기나, 포진성 구협염 등 다양한 이름을 가진 헤르판지나는 수족구병과 거의 같은 시기에 유행합니다. 입속 병변은 수족구와 비슷한데 고열이 2~3일 나는 경우가 많고 치료도 동일합니다. 2~3일 뒤 손발에 소견이 없는 것을 확인하면 임상적으로 수족구병이 아닌 헤르판지나라고 진단하게 됩니다.

헤르페스 잇몸입안염(치은구내염)은 단순포진 바이러스(헤르페스바이러스)에 감염돼 생깁니다. 수족구병과 달리 손발의 물집 없이 입안에만 병변이 생기는데 수족구병보다 궤양이 더 크고 깊으며 통증도 심합니다. 또 목 주변 림프샘이 커지기도 합니다.

대상포진 바이러스 때문에 생기는 수두는 수족구병과 달리 입, 손, 발뿐 아니라 온몸에 발진이 분포합니다. 더 가렵고 하루만 지나면 동시에 반점, 물집, 딱지 등이 다 생깁니다. 특히 몸부터 생기는 것이 특징인데 최근에는 수두 예방 접종을 해서 가벼운 증상만 나타나는 비전형 수두도 많이 봅니다.

수족구병일 때 집에서 해 줄 수 있는 것이 있을까요?

뜨겁고, 짜고, 시고, 매운 음식은 입속 병변을 아프게 할 수 있으므로 피하는 것이 좋습니다. 우유병은 젖꼭지가 입 안 아픈 곳에 직접 닿거나 빨 때 자극이 될 수 있습니다. 분유나 물은 컵으로 주는 것이 좋습니다. 아이가 좋아한다면 푸딩, 아이스크림, 떠먹는 요거트 같은 찬 음식을 먹이도록 합니다. 냉찜질 효과도 있고 수분과 칼로리가 풍부해서 도움됩니다. 부드러운 죽이나 우동처럼 자극이 적고 아이 입맛에 맞는 음식을 주는 게 좋습니다.

입이 아파서 수분을 섭취할 수 없다면 수액 치료를 받도록 합니다. 1회 치료로도 좋아지는 경우를 자주 봅니다.

피부에는 기본적으로 하루 한 번 목욕 외에 아무것도 안 해도 됩니다. 그러나 가려움증이나 통증이 있으면 산화아연이 들어 있는 칼라민 로션을 사용할 수 있습니다. 해당 부위가 빨갛게 붓고 열감이 느껴지면서 통증이 있어 2차 세균 감염이 의심되면 박트로반이나 알타고 같은 항균 연고를 바르고 병원 진료를 받아야 합니다.

가렵다고 긁으면 피부 감염이나 흉터가 생길 수 있습니다. 가려움증 때문에 일상생활에 지장이 있거나 수면 장애가 생길 수 있으니 필요하면 항히스타민제를 쓰기도 합니다. 더우면 더 심해지는 경향이 있으므로 시원하게 해 주는 게 좋습니다.

구강 통증에는 탄툼 가글이나 냉찜질이 좋습니다. 입속 병변을 자극하지 않는 선에서 양치하고 힘들면 잠시 보류합니다. 진통 소염제인 부르펜, 맥시부펜 또는 진통제인 타이레놀의 도움을 받을 수도 있습니다.

콕사키 바이러스 A6 등은 고열이 2~3일 정도 날 수 있으나 주요 유행 바이러스형인 콕사키 바이러스 A16, 엔테로바이러스 71은 38.5도 미만으로 열이 납니다. 그러니 고열이 나면 혹시 다른 질환도 함께 생긴 것은 아닌지 확인해야 합니다.

수족구병일 때 어떤 경우 병원에 가야 하나요?

기본적으로는 아이 컨디션이 안 좋으면 병원 진료가 필요하다고 보면 됩니다.

아이가 두 끼 이상을 평소 먹는 양 절반도 안 되게 먹고 8시간 동안 소변을 못 보면 탈수가 심한 상태일 것입니다. 곧 수액요법 같은 치료가 필요합니다.

또 전형적인 수족구병은 고열이 나지 않습니다. 38.5도 이상 고열이 나면 다른 질환 때문인지 확인하기 위해 병원에 가야 합니다.

그리고 지켜보는 중 고열이 나거나 구토, 두통이 있고 안색이 안 좋아지면 드물지만 합병증인 뇌수막염, 뇌염 등일 수도 있습니다. 즉시 진료를 받도록 합니다.

수족구병은 병원에서 어떤 치료를 받나요?

일반적인 수족구병은 현재까지 빨리 낫게 하는 치료법이 없습니다. 증상 완화를 목표로 치료합니다.

입을 아파하면 탄툼 베르데 스프레이 또는 탄툼 가글로 통증을 줄이기도 합니다.

피부에 생긴 병변에는 특별한 치료가 없지만 산화아연 성분의 칼라민 로션이 도움될 수 있습니다.

열과 통증에 대해서는 아세트아미노펜 $10\sim15mg/kg$이나 부루펜 같은 비스테로이드 항염증제를 쓸 수 있습니다.

열나고 잘 못 먹어서 탈수가 있으면 수액 200ml를 2시간에 걸쳐 맞습니다. 수액 치료 한 번으로 호전되는 경우도 많이 봅니다.

효과가 입증되지는 않았지만 상태에 따라 항바이러스제나 스테로이드를 사용하는 경우도 있습니다. 주치의 선생님과 상의하도록 합니다.

수족구병은 어떻게 전염되나요?

수족구병은 2009년 6월 19일 법정감염병 중 지정감염병으로 지정돼 국가 차원에서 관리하고 있습니다. 감염력은 전염성 질병 중에서 중간 정도로 수두보다는 낮습니다. 바이러스의 양과 접촉한 사람의 면역 상태 등에 따라 수족구병에 걸릴지가 결정됩니다.

수족구병 바이러스의 주요 감염 경로는 경구 감염입니다. 바이러스가 포함된 변으로 오염된 손가락, 환자가 만진 물건이나 음식 등이 입을 통해 들어와 감염됩니다. 때로는 피부 물집의 직접 접촉이나 기침, 콧물로 감염될 수 있습니다.

참고로 수족구병은 반려견을 비롯한 다른 동물로부터는 전파되지 않습니다.

어린이집, 유치원, 놀이터, 병원, 여름 캠프처럼 많은 사람이 모이는 장소는 전염 가능성이 큽니다. 감염자가 있는 경우 가정에서도 옮기 쉽습니다.

수족구병 감염은 어떻게 예방하나요?

열심히 손을 씻고 바이러스가 묻을 가능성이 있는 생활 도구를 닦아서 바이러스 양을 줄이는 것이 수족구병을 예방하는 방법입니다. 또한 수족구병에 걸린 사람은 공동으로 사용하는 세면대 등에서 손을 씻지 말아야 합니다. 감염된 아기의 변이 묻은 기저귀는 밀봉해서 따로 버려야 하고 처리 후 손을 비누로 철저하게 씻어야 합니다. 수영장에서도 전파될 수 있으므로 주의해야 합니다.

백신을 개발하고 있지만 아직 효과 및 부작용에 대한 검증이 부족해 세계적으로 쓰이지는 않고 있습니다. 우리나라에서도 아직 예방 접종을 하고 있지 않은 상황입니다.

이전에는 발병 후 1주간 격리가 원칙이었는데 지침이 바뀌었습니다. 열이 내리고 입의 물집이 나을 때까지 어린이집, 유치원, 학교 등 집단생활을 피해야 합니다. 증상이 나타난 어른도 증상이 사라질 때까지 직장에 출근하지 말 것을 권장합니다.

어른이 수족구병에 걸릴 수도 있나요?

성인은 수족구병에 잘 걸리지 않습니다. 그런데 수족구병에 걸린 아이에게 옮아 엄마나 주 양육자에게 발생하는 경우가 있습니다.

성인 수족구병도 마찬가지로 손과 발, 구강 내에 수포가 생기고 약간의 통증을 동반합니다. 발열 및 식욕 부진, 전신 권태감 같은 증상이 아이보다 심한 경우가 많습니다.

대신 뇌수막염, 뇌염 등 중증 합병증 빈도는 낮습니다. 치료는 아이들과 같고, 법정감염병인 만큼 격리도 필요합니다.

요로 감염

"아이가 요로 감염에 걸렸다는 걸
어떻게 알 수 있을까요?"

영유아 요로 감염은 어떻게 검사하나요?

요로 감염의 검사는 매우 간단합니다. 일단 소변을 받아서 세균이 있는지 검사하면 됩니다. 그러나 소변 배양 검사에서 균이 자라야 요로 감염을 확진합니다. 증상이 아주 가벼우면 배양 검사 결과를 기다리기도 하지만, 요로 감염이 의심되면 즉시 항생제 치료를 받는 것이 원칙입니다.

패혈증이 의심될 때는 혈액 배양 검사도 받아야 합니다. 증상이 가볍다면 먹는 항생제로 치료할 수 있지만 대개는 입원하여 주사로 항생제 치료를 합니다. 최소 일주일 이상 치료를 받아야 합니다.

비뇨기계 기형이나 방광 요관 역류가 있는지 보기 위해 초음파 검사나 요로 조영술을 받는 경우가 많습니다. 증상 없이 소변에서 세균이 보일 때는 다른 이상이 없다면 항생제 치료는 하지 않는 것이 보통입니다.

영유아 요로 감염을 예방하는 방법이 있나요?

영유아 요로 감염의 위험 인자로 알려진 것은 비뇨기계 기형이나 방광 요관 역류 말고도 위생 불량, 통 목욕, 기생충(요충) 감염, 포경 수술을 받지 않은 남자아이, 변비 등입니다.

요로 감염의 가장 흔한 균은 대장균으로 대부분 항문 주위에 정상적으로 있을 수 있는 균입니다. 영유아기에는 기저귀를 자주 갈아 주는 것이 매우 중요합니다. 특히 대변을 봤을 때는 기저귀를 바로 갈아야 요로 감염을 예방할 수 있습니다. 또 통 목욕보다는 흐르는 물로 아이를 씻기고 기생충 감염이 있다면 구충제로 치료해야 합니다.

특별한 원인 없이 요로 감염이 재발하는 남자아이는 포경 수술을 하면 요로 감염의 위험을 낮출 수 있습니다.

영유아 요로 감염을 왜 심각한 질환이라고 하나요?

요로 감염을 가볍게 생각하면 안 되는 이유는 세 가지로 볼수 있습니다.

첫 번째는 소아 요로 감염을 방치하면 신장에 손상을 줌으로써 고혈압이나 신장 기능 저하로 인한 신부전증을 불러올 수 있기 때문입니다.

두 번째로 영유아기의 요로 감염은 아이들이 증상을 말하지 못해서 진단이 늦어지는 때가 종종 있기 때문입니다. 가장 흔한 요로 감염 유형인 방광염의 증상은 소변을 볼 때 통증이 생기고 찔끔찔끔 나오거나 소변본 뒤 잔뇨감이 생기는 것입니다. 이러한 증상을 스스로 이야기하려면 세 돌은 지나야 합니다.

또 급성 신우신염은 고열과 함께 허리 통증이 생깁니다. 그런데 아이들은 감기나 편도선염, 중이염 등 여러 가지 이유로 열이 잘 나서 요로 감염 때문에 열이 나는 것인지 구분하기 어려운 경우가 있습니다.

세 번째 이유가 영유아기의 요로 감염에서는 가장 중요한데 요로 감염이 잘 생기는 원인으로 비뇨기계의 선천성 기형이나 방광 요관 역류와 같은 특수한 문제가 있을 수 있기 때문입니다.

방광 요관 역류는 선천적으로 요관이 짧아서 생기는 문제입니다. 소변이 방광에서 거꾸로 콩팥 쪽으로 역류해 신장의 이상을 불러일으킵니다. 소변을 봐도 방광이 깨끗하게 비워지지 않아서 요로 감염이 잘 생기게 됩니다. 고인 물이 썩는 법입니다.

언제 영유아 요로 감염을 의심해야 하나요?

의사 표현을 잘하는 4세 이상 아이라면 별문제가 없지만 영유아가 열이 나는데 원인이 명확하지 않다면 요로 감염을 먼저 의심해야 합니다.

중이염이나 편도염, 모세기관지염처럼 열의 원인이 비교적 명확하면 해당 질병을 치료하면서 관찰하면 됩니다. 그러나 별 증상이 없이 48시간 이상 열이 난다면 요로 감염을 생각하라는 이야기입니다.

특히 요로 감염증은 세균 감염이므로 38도 이상 고열이 지속되면서 아이 상태가 늘어지는 등 변화를 보일 때가 많습니다.

물론 돌발진이나 가와사키병도 별다른 열의 원인 부위 없이 3일 이상 열이 날 수 있는 질환입니다. 하지만 돌발진은 저절로 낫는 경우가 대부분으로 걱정할 병은 아닙니다. 또 가와사키병은 5일 이상 고열이 지속된다는 점에서 열난 지 48시간 정도에는 진단하기 어려운 병입니다. 따라서 48시간 이상 열이 난다면 먼저 요로 감염을 의심하는 것이 좋습니다.

05 가와사키병

"아이가 열이 올라서 해열제를 충분히 먹였는데도
3일 이상 열이 떨어지지 않아요.
심각한 병이 아닐지 걱정이 되네요."

가와사키병의 원인은 무엇인가요?

소아에게 발생하는 급성 혈관염인 가와사키병의 원인은 아직 밝혀지지 않았습니다. 다만 일종의 자가 면역 질환으로 생각합니다. 자가 면역 질환은 외부의 적을 공격해야 하는 면역 체계가 자신의 조직을 공격해서 문제가 생기는 상태를 말합니다.

가와사키병이면 어떤 증상이 나타나나요?

가와사키병은 5일 이상 가는 38도 이상의 고열이 특징입니다. 제때 치료가 되지 않으면 심장 혈관인 관상 동맥이 늘어나는 합병증이 생길 수 있습니다. 따라서 증상이 있으면 병원에 가야 합니다.

가와사키병에 걸리면 해열제를 먹어도 잘 떨어지지 않는 고열 증상이 꼭 나타납니다. 양쪽 눈 아래 눈꺼풀을 뒤집으면 보이는 결막 부분이 빨갛게 충혈돼 있습니다. 또 입술이 빨갛게 되거나 갈라지는 증상, 혀가 딸기처럼 붉게 변하는 증상이 생길 수 있습니다.

몸의 여기저기에 발진이 생기기도 하는데 발진의 부위나 분포가 불규칙합니다. 귀 뒤쪽이나 턱 앞쪽의 림프샘이 부을 수 있는데 만져도 아파하지는 않습니다.

손발이 가볍게 붓거나 홍조를 보이기도 합니다. 손끝이나 발끝의 허물이 벗겨질 수도 있는데 이런 증상은 열이 날 때보다는 열이 떨어지고 나서 보이는 경우가 많습니다.

가와사키병이 의심되면 어떻게 해야 하나요?

병원에 가서 검사를 받아야 합니다. 병원에 가면 기본적인 피 검사, 소변 검사, 엑스레이 검사로 다른 병과의 감별 진단을 하고 가와사키병일 때 보일 수 있는 빈혈이나 염증 수치 상승, 혈소판 증가, 간 수치 상승 등을 확인하게 됩니다.

그리고 가와사키병은 심장 합병증을 자주 동반하기 때문에 심장 초음파 검사를 받게 됩니다. 심장 초음파 검사는 여러 번 실시하며 이상이 발견되면 3~6개월마다 주기적으로 검사하는 것이 좋습니다.

가와사키병은 어떻게 치료하나요?

보통 증상이 시작된 지 10일 이내에 면역 글로불린 주사를 맞습니다. 심혈관계 합병증이 없다면 6~8주 정도 아스피린을 복용합니다. 합병증이 있을 때는 아스피린을 더 오래 복용할 수 있습니다.

가와사키병이 재발할 수도 있을까요?

가와사키병의 재발률은 2~3퍼센트 정도입니다. 한 번 생긴 뒤 다시 생길 수 있으니 아이를 주의 깊게 관찰해야 합니다.

성홍열과 비슷한 증상을 보이는데 어떻게 구분하나요?

가와사키병과 비슷한 질환으로 성홍열이 있습니다.

성홍열은 세균 감염에 따른 것으로 고열과 발진, 림프샘 비대, 딸기 모양의 혀 등 증상이 비슷합니다.

그러나 성홍열은 편도나 인두 부분에 염증이 심하고 발진의 색이 좀 연한 것이 특징입니다. 마치 발진이라기보다는 닭살처럼 연한 선홍색 구진이 생깁니다. 또 가와사키병일 때 보이는 결막 충혈이나 손발이 붓는 증상은 없는 편입니다.

성홍열은 항생제 치료가 필요합니다. 역시 빨리 병원에 가는 것이 좋습니다.

06 뇌수막염

> "아이가 태어난 지 한 달밖에 안 됐는데
> 열이 나서 응급실에 갔더니 뇌수막염이 의심된대요.
> 뇌척수액 검사를 하자는데 아이에게 위험하지 않을까요?"

뇌수막염의 원인은 무엇인가요?

뇌수막이란 뇌를 둘러싸고 있는 얇은 막을 의미합니다. 뇌수막염이란 뇌수막에 염증이 생기는 병입니다. 바이러스나 세균이 뇌수막에 침투하여 염증을 일으키는 것입니다.

뇌수막염의 원인은 바이러스와 세균, 결핵 등입니다. 이중 세균이 원인이 아닌 비세균성 뇌수막염을 무균성 뇌수막염이라고 부르기도 합니다.

우리나라에서는 바이러스 때문에 뇌수막염에 걸리는 경우가 가장 흔합니다. 바이러스 뇌수막염의 원인 중에는 장 바이러스(엔테로 바이러스)가 우리나라에서 가장 흔히 발견되는 원인 바이러스입니다. 엔테로바이러스는 수족구병을 일으키기도 하는

데 전염이 잘 됩니다.

바이러스성 뇌수막염은 대개 일주일에서 열흘 정도 앓다가 큰 후유증 없이 지나가고 일부에서만 합병증을 일으킵니다. 그러나 세균성 뇌수막염은 사망이나 후유증을 일으키는 경우가 많으니 각별한 주의가 필요합니다.

어떤 때에 뇌수막염을 의심해야 하나요?

뇌수막염의 전형적인 증상은 38도 이상의 고열과 함께 두통이 나타나는 것입니다. 또 구토나 목이 뻣뻣하고 앞으로 잘 구부려지지 않는 증상을 동반할 수 있습니다.

그러나 백일 이하의 신생아나 돌 이전의 영아는 전형적인 증상보다는 열과 함께 보채고 늘어지는 애매한 증상을 보일 수 있습니다. 따라서 요로 감염에서도 언급했듯이 별다른 원인 없이 38도 이상의 열이 24시간 이상 갈 때는 의사의 진찰을 받는 것이 중요합니다.

바이러스성 뇌수막염은 비교적 증상이 가벼우며 발진을 동반하기도 합니다.

바이러스성 뇌수막염은 주로 6~9월 정도까지 유행하고 세균성 뇌수막염은 겨울철에 흔하지만 절대적인 것은 아닙니다.

뇌수막염의 증상은 매우 다양하게 나타납니다. 그중 고열과 두통, 구토, 오한 등이 대표적인 증상입니다.

초기에는 바이러스성 뇌수막염과 세균성 뇌수막염의 증상이 비슷합니다. 고열과 두통, 구토, 목 부음을 동반하는 심한 형태도 있고 열이 별로 나지 않으면서 머리만 아프다고 할 때도 있습니다. 바이러스성 뇌수막염은 초기에 감기 증상과 함께 발진이 나타나는 경우도 자주 볼 수 있습니다. 심지어는 열이 하루 이틀 올랐다가 떨어진 뒤 다시 열이 나기도 합니다.

따라서 아이가 감기와 비슷한 증상을 보일 때 뇌수막염인지를 의심하는 것이 중요합니다. 기본적으로 미열이든 고열이든 열과 함께 두통을 호소한다면 일단 뇌수막염을 의심하는 것이 좋습니다. 고열, 두통과 함께 구토를 한다면 강력하게 뇌수막염을 의심해야 합니다.

그러나 구토가 없는 경우도 있고 구토와 설사가 같이 나타나 장염으로 오인되는 경우도 있습니다. 목이 뻣뻣해지고 고개를 숙이기 힘든 경부 강직 증상은 성인에게는 특징적인 증상이지만 아이들에게는 절반 조금 넘는 정도에서 나타납니다. 따라서 이런 증상이 없다고 해서 뇌수막염을 배제할 수는 없습니다.

뇌수막염은 어떻게 치료하나요?

바이러스 침입에 따른 뇌수막염은 감기처럼 특별한 치료가 없어도 자연적으로 좋아집니다. 열, 두통, 탈수 증세 등에 대한 증상 완화 요법만으로도 충분합니다. 그러나 세균성 뇌수막염이 의심되면 즉시 항생제를 투여해야 합니다. 이러한 세균성 뇌수막염은 보통 항생제 치료를 2주 정도 하게 됩니다.

바이러스성 뇌수막염인데 왜 항생제 치료를 하는지요?

바이러스성 뇌수막염은 뇌척수액 검사에서 세균이 발견되지 않기 때문에 무균성 뇌수막염이라고도 합니다. 열을 떨어뜨리고 수액 치료만 하면서 지켜보면 일주일 정도 후에 낫습니다. 합병증이나 후유증, 사망을 일으키는 경우도 매우 드뭅니다.

한마디로 같은 뇌수막염이라는 이름을 가지고 있지만 바이러스성과 세균성은 전혀 다른 질병이라고 생각하면 됩니다. 세균성은 초기에 항생제 치료가 늦어지면 매우 위험합니다.

하지만 뇌수막염 초기에는 바이러스성과 세균성을 구분할 수 없습니다. 그래서 일단 뇌수막염이 의심되면 보통 여러 가지 세균을 죽일 수 있는 항생제를 사용하기 시작합니다. 3~4일 정도 항생제를 쓰면서 병의 경과와 뇌척수액 검사 소견 등을 종합해 판단하는 것입니다.

바이러스성이라고 확진되면 항생제를 일주일 이상 사용하는 경우는 거의 없습니다. 하지만 세균성으로 진단되면 항생제를 2주 정도 맞게 됩니다.

백일 이하 아이가 열나면 뇌수막염일 확률이 높은 건가요?

백일 이하 아기가 38도 이상의 열이 있다면 뇌수막염을 의심해 봐야 합니다.

백일 이하 신생아나 돌 이전 영아는 두통을 호소하지 못합니다. 대신 열과 함께 보챔, 늘어짐, 식욕 부진, 구토, 설사 등의 증상이 나타날 수 있습니다.

따라서 백일 이하면서 38도 이상 열이 있거나 6개월 이하면서 39도 이상 고열이 있다면 요로 감염과 함께 가장 먼저 의심해야 하는 질환이 바로 뇌수막염입니다.

백일 이하 아기가 열이 날 때는 지체 없이 병원이나 응급실을 찾도록 합니다. 의사 소견에 따라 뇌수막염을 진단할 수 있는 뇌척수액 검사를 받는 것이 좋습니다.

뇌척수액 검사, 꼭 받아야 하나요?

뇌수막염의 원인은 여러 가지입니다. 바이러스성 무균성 뇌수막염이 가장 흔하지만 세균이나 결핵균, 곰팡이균도 원인이 됩니다. 어떤 것에 감염되었는지 알려면 뇌척수액 검사가 필수입니다. 뇌척수액 검사는 가장 좋은 진단 방법이자 확진을 할 수 있는 검사입니다.

뇌척수액 검사는 등에 바늘을 꽂아서 뇌척수액을 뽑은 뒤 검사하기 때문에 엄마들이 두려워하는 검사입니다. 뇌척수액 검사를 꼭 해야 하느냐고 질문하는 경우도 많습니다. 하지만 의사가 판단해서 뇌수막염이 의심된다면 원칙적으로 뇌수막염 검사를 받는 것이 좋습니다. 만일 뇌수막염의 원인이 세균성이라면 항생제를 조금이라도 빨리 투여하는 것이 아이에게 좋은데, 뇌척수액 검사를 하고 나서 항생제를 투여하는 것이 가장 교과서적인 진료입니다.

뇌척수액 검사를 하지 않고 항생제를 투여해서 2~3일 뒤 열이 떨어지지 않으면 어떤 세균에 따른 감염인지 알 수 없어 곤란한 경우가 생깁니다.

예외적으로 의사의 진찰과 피 검사 결과 바이러스성인 것이 거의 확실하고 열도 별로 없고 아이 상태가 매우 양호하면 뇌척수액 검사를 하지 않고 지켜보기도 합니다. 바이러스성 뇌수막염이 유행하는 시기에 전형적인 바이러스성이라고 의사가 판단하면 뇌척수액 검사를 미루고 2~3일 정도 경과를 지켜볼 수 있습니다. 하지만 세균성 뇌수막염이나 다른 원인일 때도 처음에는 바이러스성과 비슷하게 가벼운 증상일 수 있어서 추천하는 방법은 아닙니다.

다만 뇌압이 올라가 있다면 뇌척수액 검사를 안 하는 경우가 많습니다.

뇌척수액 검사는 바늘을 척추강 내로 집어넣어 뇌척수액을 뽑아냅니다. 일반적인 피 검사에 비해 침습적인 검사이고 아이가 잘 협조하지 않으면 능숙한 의사도 여러 번 실패할 수 있는 어려운 검사입니다. 부모님 입장에서는 지켜보는 것이 매우 괴로울 수도 있습니다.

하지만 항생제 치료를 했는데 2~3일 뒤 아이 상태가 나빠지거나 좋아지지 않으면 뇌척수액 검사 결과가 꼭 필요합니다. 일반적인 세균인지, 항생제 내성은 없는지 등을 알아야 치료 작전을 세울 수 있기 때문입니다.

뇌수막염을 예방 접종으로 막을 수 있나요?

현재 뇌수막염 예방 접종으로 나와 있는 백신은 세 가지입니다. 헤모필루스 인플루엔자 B형 백신(Hib 백신)과 폐구균 백신, 그리고 최근 2세 이상에 승인을 받은 수막구균 백신입니다.

헤모필루스 인플루엔자 B와 폐구균, 수막구균이 바로 세균성 뇌수막염의 3대 원인균입니다. Hib 백신이 흔히 말하는 뇌수막염 백신이고 폐구균 백신도 중이염이나 폐렴 예방은 물론 뇌수막염을 예방하는 효과가 있습니다.

이 세 가지 백신을 맞아도 바이러스성 뇌수막염에 걸리는 것은 막을 수 없습니다. 바이러스성 뇌수막염은 치사율이 높지 않아서 백신의 필요성이 떨어지므로 백신이 나와 있지 않습니다.

물론 세균성 뇌수막염도 100퍼센트 예방해 주지는 못합니다. 하지만 백신을 맞으면 뇌수막염에 걸렸을 때 사망률이나 합병증 비율은 낮출 수 있습니다.

다만 수막구균 뇌수막염은 우리나라에서 발생하는 숫자가 1년에 몇 건 정도로 매우 낮고 주로 10세 이상 청소년이나 성인에게서 문제인 경우가 많아서 영유아기에 접종을 해야 하는가에 대해서는 논쟁이 있습니다. 참고로 우리나라보다 수막구균 뇌수막염이 많은 미국에서도 11세부터 맞도록 권고하고 있습니다.

Hib 백신과 폐구균 백신은 맞도록 하고 수막구균 백신은 위험 요인에 대해 소아과 의사와 상의 후에 접종을 결정하면 될 것 같습니다.

뇌수막염을 예방할 수 있는 방법이 있나요?

뇌수막염 예방법에는 크게 예방 접종, 손 씻기 등이 있습니다.

앞서 이야기했듯 뇌수막염 예방 접종에는 세 가지가 있습니다. 필수 예방 접종으로 지정된 폐렴구균 백신, 헤모필루스 인플루엔자 백신과 선택 접종인 수막구균 백신입니다. 이들은 기본적으로 세균성 뇌수막염을 예방하는 것으로 뇌수막염에 걸렸을 때 사망률과 합병증을 줄여 줍니다.

그러나 이러한 예방 접종을 한다 하더라도 바이러스성 뇌수막염을 100퍼센트 예방할 수는 없습니다. 따라서 뇌수막염 예방 접종을 했다 해도 바이러스성 뇌수막염에 걸릴 수 있습니다. 바이러스성 뇌수막염은 수족구병처럼 특별한 치료 없이도

7~10일 정도면 좋아지는 것이 보통이므로 바이러스성 뇌수막염을 크게 두려워할 필요는 없습니다.

바이러스성 뇌수막염 예방은 손 씻기가 가장 기본입니다. 외출 후 양치, 컵과 식기 개인용품 사용하기, 면역력 약한 아이의 입 주변에 뽀뽀하지 않기 등도 예방법이라고 할 수 있습니다. 특별한 예방 방법이 따로 있다기보다는 개인위생 관리에 힘쓰는 것이 가장 중요합니다.

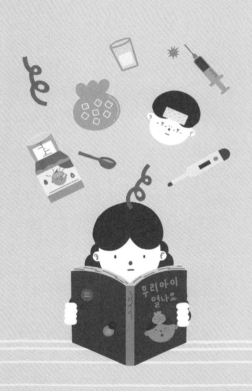

Chapter
5

아이가 열날 때 가장 궁금한 질문 27가지

이것만 알아도 걱정 없어요!

아이가 아프면 걱정만큼 질문도 많아집니다.
실제로 많은 분이 궁금해하는 부분을 위주로 Q&A를 추려 봤습니다.
매우 기본적인 사항들이니 꼭 알아 두시면 좋겠습니다.

아이가 열이 납니다.
몇 도부터 해열제를 먹여야 하나요?

Q. 큰맘 먹고 혼자서 애 둘 데리고 멀리 물놀이 다녀왔어요. 새벽같이
일어난 데다 짐도 많고 힘들었지만 애들이 신나게 잘 놀았으니 됐
다 싶었죠. 그런데 돌아오는 차 안에서부터 심상치 않다는 느낌이
오더라고요. 지금 첫째, 둘째 다 열이 있어요. 해열제를 먹이고 재
울까요? 38도 넘어서 몸이 뜨끈한데 차에서 좀 자서 그런가 쌩쌩
해 보여요. 이 밤에 둘이 장난감 가지고 싸우고 있네요.

A. 열이 나는 상황은 매우 다양합니다. 그렇다 보니 해열제를 먹이는 기준은
정해져 있지 않습니다. 다만 몇 가지 원칙을 세워 둡니다.

- 38도 이하 미열이면 먹이지 않습니다(열성 경련이 있었다면 이 원칙에서 제외합니다).
- 38도 이상이면 먹일 수 있지만 잘 놀면 지켜봐도 괜찮습니다.
- 39도 이상이면 잘 놀더라도 몇 시간 만에 달라질 수 있어서 먹이는 것이 좋습니다.

개인적으로 저는 아이들이 38.5도를 넘겨 열이 오르는 추세면 해열제를 먹였습니다.

양쪽 귀 체온이 다릅니다.
어떤 쪽을 기준으로 하나요?

Q. 안 그러던 아이가 오늘따라 유난히 칭얼대더니만 이마를 짚어 보니 뜨겁더라고요. 귀 체온계로 체온을 여러 번 재 봤는데 양쪽 귀 체온이 다르게 나오네요. 이런 경우는 어떻게 하는 건가요? 지금 한쪽은 38.2도, 한쪽은 39도예요. 해열제를 먹어야 하나요?

A. 귀 체온계는 깊숙이 넣지 않거나 귀지가 있다면 실제 체온보다 낮게 나올 수 있습니다. 따라서 양쪽 귀를 쟀는데 하나가 37.4도이고 하나가 38도라면 열이 있는 것입니다. 양쪽 체온이 다르면 높은 쪽을 기준으로 생각하는 게 좋습니다. 높은 쪽이 39도 이상이라면 해열제를 먹이는 게 좋습니다.
다만 한쪽 귀를 바닥에 대고 잤다면 눌린 쪽 체온이 일시적으로 높게 나올 수 있습니다. 이런 때는 다른 쪽 귀를 기준으로 하거나 30분쯤 뒤에 다시 양쪽 귀를 재면 됩니다.

Q. 아이가 열이 좀 있는 것 같아서 겨드랑이 체온계로 체온을 재 봤더니 36.8도가 나왔어요. 아무래도 열이 있는데 싶어 옆집 언니에게 귀 체온계를 빌렸지요. 고막 체온 재 보니 38.1도가 나오네요. 귀 체온계를 보자면 열이 있고 겨드랑이 체온계를 보자면 정상 체온이라는 이야기인데요. 어떤 체온계의 체온을 맞는 것으로 봐야 할까요? 열이 있는 건가요?

A. 일반적으로 귀 체온이 겨드랑이 체온보다 0.5~1도 정도 높습니다. 귀 체온계로는 38도 이상이 열이지만 겨드랑이 체온은 37.3도 이상이면 열이 있다고 봅니다. 귀 체온과 겨드랑이 체온이 0.5도 정도 차이 나는 게 보통이고, 두 체온계의 차이가 안정적으로 1도 이하라면 그렇게 계산하면 됩니다. 1도 넘게 차이가 있다면 둘 중 하나는 정확하지 않을 가능성이 큽니다. 그 밖에 이마 같은 곳을 재는 비접촉식 체온계는 재는 위치에 따라 정확도가 좀 떨어집니다.

사실 체온의 절대적인 수치보다는 열의 추세와 경향성, 아이의 상태 등이 더 중요한 기준이라고 할 수 있습니다. 평소 아이의 체온보다 1도 이상 높게 나오면 열이 있는 것이니 아이가 처지지 않는지, 열이 계속 오르는 추세는 아닌지 주의 깊게 지켜보는 게 좋습니다.

열나는데 자고 있습니다. 미온수 마사지를 해야

하나요? 깨워서라도 해열제를 먹여야 하나요?

Q. 아이들이 열날 때는 미온수 마사지가 필수인가요? 첫째가 장염에 걸려 입원했는데 열이 계속 있어서요. 38.3도 안팎으로 계속 열이 나서 미온수 마사지를 했거든요. 설사 때문에 종일 엉덩이 씻어주느라 팔이 후들거리는데도 열 오르는 게 무서워서 열심히 했어요. 그런데 아이는 하기 싫다고 짜증을 부리고, 효과가 있는 건지 없는 건지 체온이 38도 정도네요. 지금은 겨우 잠들었는데 깰 것같아 조심스러워요. 미온수 마사지 꼭 해 줘야 하는 건가요? 혹시모르니 깨워서 해열제라도 먹이는 게 좋을까요?

A. 아이가 잘 자면 굳이 미온수 마사지를 할 필요가 없습니다. 미온수는 보조적인 방법일 뿐 필수가 아닙니다. 아이가 싫어하면 안 해도 됩니다. 해열제만 잘 사용해도 열은 조절됩니다. 그리고 아이가 잘 자면 38.5도 정도까지는 깨우지 않고 지켜봐도 괜찮습니다. 열이 더 오르는 추세면 해열제를 먹이도록 합니다.

해열제는 어떤 기준으로 얼만큼 먹이나요?

Q. 태어나서 한 번도 열난 적 없는 14개월 아기인데요. 요 며칠 계속 미열이 있더니 지금 열이 38도예요. 1시간 전에 타이레놀시럽을 3.5ml 먹였는데 맞는 건가요? 아직도 그대로 38도인데요. 아기

몸무게는 10kg 입니다.

A. 해열제를 먹일 때는 아이 체중을 기준으로 용량을 정합니다.

- 타이레놀, 챔프, 세토펜은 체중의 1/3~1/2을 씁니다. 10kg 기준
  3.5~5ml, 주로 4ml를 먹입니다.
- 부루펜, 맥시부펜은 체중의 40~60퍼센트를 씁니다. 10kg 기준
  4~6ml, 주로 5ml를 먹입니다.

해열제 효과가 있는지 2시간은 기다려 봐야 합니다. 타이레놀이나 챔
프 같은 아세트아미노펜 계열 해열제는 작용 시간이 4~5시간입니다.

해열제를 먹었는데 열이 잘 내려가지 않습니다.
해열제 교차 복용은 어떻게 하나요?

Q. 아이가 어제 오후부터 열이 나서 병원에 못 간 채로 맥시부펜을 먹
였어요. 평균 6시간 간격으로 먹였고요. 처음에는 열이 떨어졌는
데 이젠 열이 떨어지지 않고 39도라 겁이 나네요. 다른 해열제를
구해서 먹여 보는 게 좋을까요?

A. 한 종류의 해열제로는 효과가 없을 때 다른 해열제를 교차 복용합니
다. 해열제 교차 복용에는 몇 가지 원칙이 있습니다.

- 한 가지 해열제를 4~6시간 간격으로 먹이면서 2~3시간째에 다른
  계열 해열제를 복용합니다.
- 같은 계열 해열제는 4시간 뒤, 다른 계열 해열제는 2시간 뒤 먹일 수

있습니다.

- 해열제 교차 복용은 하루 허용량 내에서만 합니다. 보통 타이레놀류는 4~5회, 부루펜류는 3~4회 정도가 됩니다.

다른 계열 해열제를 미리 준비하지 못했더라도 편의점에서 판매하고 있으니 쉽게 구할 수 있습니다. 지역 커뮤니티에 도움을 청해 보는 방법도 있습니다.

해열제를 2시간 간격으로 바꿔 가며 충분한 용량을 두 번 이상 먹였는데도 2시간 뒤 39도 이상일 때는 병원에 가야 합니다. 예를 들어 맥시부펜을 먹이고 2시간 뒤 타이레놀시럽을 먹인 다음 또 2시간이 지났는데도 39도가 넘으면 밤에라도 응급실로 가는 게 좋습니다.

해열제를 먹인 뒤 체온이 많이 떨어졌습니다.
저체온증이 오면 어떻게 하나요?

Q. 아이 열감기가 3일이 넘어가는 중이에요. 해열제 교차 복용으로 열은 내렸는데 아까부터 식은땀을 비 오듯 흘리더라고요. 체온을 체크해 보니 2시간 넘게 35.4도 저체온이네요. 위험한 상태인 건가요? 따뜻하게 해 주는 게 좋겠지요? 언제쯤 정상 체온으로 돌아올까요?

A. 해열제를 과다 복용하면 저체온증이 올 수 있습니다. 해열제와 상관없이 열감기 후 일시적으로 저체온증이 생기기도 합니다.

체온이 35도 이상이고 청색증이 없으면 크게 걱정하지 않아도 괜찮습니다. 낮은 체온이 하루 이틀 정도 지속될 수 있습니다. 체온이 낮아진

만큼 따뜻하게 해 주도록 합니다. 땀은 잘 닦아 주고 손발이 차면 양말을 신기는 게 좋습니다.

체온이 35도 이하로 떨어지거나 35.5도 이하이면서 손발이나 입술에 청색증이 생긴 경우에는 응급실로 가야 합니다.

아이가 토했습니다. 아까 먹은 해열제, 다시 먹여야 하나요?

Q. 평소에 약이든 뭐든 잘 먹는 아이인데요. 컨디션이 워낙 안 좋다 보니 찡찡대는 걸 달래 가며 해열제를 겨우 먹였어요. 그런데 먹은 지 10분 좀 지나서 토해 버렸네요. 토한 양이 많지 않아서 약을 다 게워 낸 건지는 애매한데요. 핑크색으로 해열제 색깔이 조금 보이긴 합니다. 다시 먹여야 할까요?

A. 보통은 해열제를 먹은 지 10분 이내에 토했다면 다시 먹이라고 이야기합니다. 30분 이상 지났으면 해열제까지 토하지는 않았다고 보고 다시 먹일 필요가 없습니다.

해열제를 토해 낸 건지 아닌지 애매하다면 1시간 뒤 열을 다시 재 봅니다. 열이 안 떨어지거나 올라가면 다시 먹이는 게 좋습니다.

열나며 오들오들 떠는 아이, 어떻게 해야 하나요?

Q. 네 살 남아예요. 열이 39도까지 올랐는데 오한이 오는지 바들바들

떠네요. 열나면 몸을 시원하게 해야 한다는 기본 원칙은 알겠는데 너무 추워하는 모습이 안쓰러워서 이불을 덮어 줬어요. 열나는 아이 열 못 내리게 싸맨다고, 옷도 다 벗겨야 한다고 어머니께서 자꾸 뭐라 하시는데 시원하게 해 주는 게 좋을까요? 해열제는 먹었는데 계속 오들오들 떨어서 걱정이에요.

A. 아이가 추워하면서 오한이 있으면 옷을 따뜻하게 입혀야 합니다. 열이 나면 무조건 옷을 벗기고 시원하게 하라는 것은 잘못된 상식입니다. 이불을 덮어 주고 손발이 차면 양말도 신기도록 합니다.
오한이 심한 발열은 기본적으로 가벼운 감기가 아닐 가능성이 큽니다. 오한이 들면 열이 더 오를 추세기 때문에 해열제를 먹이고 따뜻하게 해 주는 게 좋습니다. 그리고 다시 손발이 따뜻해지면서 땀을 흘리면 열이 떨어질 추세로 보고 시원하게 해 주시면 됩니다.

날이 너무 덥습니다. 열이 있는 아이에게
선풍기나 에어컨을 틀어 줘도 되나요?

Q. 아이가 말 그대로 오뉴월 감기에 걸려서 고생 중이에요. 날은 덥지만 아이가 열이 나는데 에어컨을 켜는 게 맞는 건지 걱정입니다. 막상 에어컨을 꺼 놓으면 땀을 뻘뻘 흘리면서 선풍기를 껴안고 안 떨어지려고 하는데요. 그냥 에어컨 켜고, 25도에 맞춰 놓고 지내도 되는 걸까요?

A. 실내 온도는 계절에 따라 차이가 있지만 대략 23~25도가 좋습니다. 무더위는 아이 컨디션을 더 안 좋게 할지도 모릅니다. 춥다고 느낄 정

도로 세지만 않으면 선풍기나 에어컨을 틀어도 괜찮습니다.
다만 아이가 바람을 직접 쐬지는 않도록 합니다. 옷은 위아래 다 입는
게 좋겠습니다.

아이가 땀을 많이 흘렸습니다.
열이 있는데 샤워나 목욕을 해도 되나요?

Q. 이제 15개월에 접어든 초보 엄마예요. 아기 열이 며칠째 계속되다
가 조금 괜찮아졌는데 목욕을 시켜도 될까요? 목욕하는 거 좋아하
는 아기인데 앓으면서 땀도 많이 흘렸거든요. 며칠 목욕을 안 시켰
더니 아기 피부 상태도 안 좋은 것 같아요.

A. 가볍게 빨리 씻기는 것은 괜찮습니다. 목욕까지는 말고 가벼운 샤워
만 하도록 합니다. 깨끗하게 씻고 나면 아이는 잠도 더 잘 자게 될 것
입니다. 물론 열이 높고 아이가 힘들어할 때는 깨끗한 물수건으로 닦
아 주는 정도가 좋습니다.

목이 부었습니다.
열감기라는데 며칠 가나요?

Q. 새벽에 열이 39도까지 치솟더니 오전에 해열제를 두 번 먹는 동안
에도 38.6도 안팎을 왔다 갔다 했어요. 병원에 가 보니 인두염이

라고 아이 목이 많이 부었다고 하시더라고요. 약을 먹었는데도 목이 계속 아프다고 해서 저녁도 달래 가며 겨우 먹였네요. 이런 경우 며칠 동안 열이 나는 건가요? 내일 아침 병원에 다시 가 보는 게 좋을까요?

A. 목이 빨갛거나 붓는 인두염이나 편도가 붓는 편도염은 2~3일 지켜봐도 괜찮습니다. 3~4일에서 길게는 5~6일까지 갈 수 있습니다.
5일이 넘어가면 열의 원인을 확실히 알기 위해서 피 검사를 고려해야 합니다.

갑자기 열이 납니다. 왜 그런 걸까요?

Q. 두 돌 아기를 키우고 있어요. 일하는 중에 어린이집에서 연락을 받았어요. 아이가 갑자기 열이 나서 38.4도라는 거예요. 어제까지 별 이상 없이 잘 먹고 잘 놀았는데 왜 열이 날까요. 콧물이나 기침도 전혀 없고 어디 아픈 데도 없다는데 왜 그럴까요?

A. 아무 증상 없이 열이 오르는 때가 있습니다. 이런 때는 바이러스 감염 때문에 열이 나는 경우가 가장 많습니다. 바이러스 감염 다음 원인으로는 중이염을 꼽을 수 있고, 요로 감염은 1퍼센트 정도라고 볼 수 있습니다. 병원에 가서 왜 열이 나는지, 원인을 찾아야 합니다.

Q. 열 때문에 병원에서 해열제를 처방받아 저녁때부터 먹었어요. 구내염이라는데 열은 해열제 교차 복용을 해 봐도 먹었을 때만 잠시 떨어졌다가 또 오르고 다시 또 오르고 하네요. 열이 3~4일 갈 수도 있다고는 들었는데 38도 아래로 내려가질 않으니 무서워서요. 내일도 이러면 병원에 가서 해열 주사를 맞아야 할까요?

A. 해열 주사는 열이 41도 넘는 응급 상황 아닌 이상 필요 없다고 할 수 있습니다. 급격하게 열을 떨어뜨리다 보니 저체온이나 다른 부작용이 올 수도 있습니다. 그렇다 보니 정말 응급 상황이 아니라면 해열 주사는 잘 사용하지 않는 추세입니다. 열이 40도가 넘어도 체중 절반 용량의 해열제를 먹이면 대부분은 떨어집니다.

Q. 수족구 이틀째입니다. 아기가 계속 열이 나서 잘 못 먹고 있어요. 온종일 울고, 밤에도 자다 깨서 울다 보니 목도 쉬었네요. 병원에 가서 수액을 맞는 게 좋을까요?

A. 수액 치료는 탈수 교정을 목적으로 합니다. 먹는 양이 반 이하로 줄고 8시간 이상 소변을 못 보면 수액을 맞습니다.
아주 적게나마 도움이 될 수는 있겠지만 수액 치료를 한다고 열이 떨

어지는 것은 아닙니다. 아이가 못 먹는 상태일 때 탈수를 막기 위해 수
분을 보충해 주려고 수액을 맞는 것입니다.

물론 탈수가 오면 열이 안 떨어지므로 탈수 교정이 열 내리는 데 도움
된다고는 할 수 있겠습니다. 그러나 못 먹고 탈수가 올 상황이 아니면
수액은 맞지 않아도 됩니다. 대략 수액 하나면 하루 정도 탈수 예방 효
과가 있다고 보면 됩니다.

해열제를 먹어도 열이 그대로입니다.
왜 열이 안 떨어지나요?

Q. 40개월 14kg 아이예요. 병원 갔다 와서 약을 먹어도 열이 그대
로라 걱정이네요. 맥시부펜과 챔프시럽을 3시간 간격으로 교차 복
용하면서 각각 5ml씩 먹였어요. 지금 39도인데 왜 이리 해열제가
안 듣는 걸까요?

A. 해열제가 효과가 없는 경우의 80퍼센트 이상은 충분한 용량을 먹이
지 않아서 입니다. 해열제 복용량을 확인해 보는 게 먼저입니다. 해열
제 용량을 몸무게 절반으로 늘려 보도록 합니다. 예를 들어 몸무게가
14kg이라면 7ml씩 먹입니다.

또 해열제를 먹자마자 효과가 나타나지는 않습니다. 1~2시간은 기다
려 봐야 합니다. 해열제가 최대 효과를 내는 시간은 2시간째입니다.

독감이나 요로 감염, 뇌수막염 같은 일부 해열제에 반응하지 않는 감
염증일 가능성도 있습니다. 해열제를 충분히 바꿔 가며 먹여도 열이
39도 아래로 떨어지지 않으면 병원에 가서 검사를 받아야 합니다.

열이 떨어졌습니다. 해열제가 들어 있는
가루약을 계속 먹여도 나요?

Q. 그저께 아이가 열이 오르락내리락하고 기침도 많이 해서 병원에
갔어요. 지금은 다행히 열이 내렸고 기침만 조금씩 하는 상태인데
처방받은 약을 계속 먹여야 할까요? 가루약에 해열제도 들어 있어
서요.

A. 열 때문에 병원에 가서 처방을 받으면 약에 해열제 가루약이 섞여 있
는 때가 많습니다. 열이 떨어지면 가루약 속 해열제를 계속 먹여도 되
나 고민일 것입니다.

결론적으로 말하면 계속 먹여도 괜찮습니다. 정상 체온이면 해열제를
먹는다고 해서 쉽게 저체온증이 오지 않습니다. 해열제에는 진통 효과
도 있어서 감기 몸살 같은 경우 도움이 됩니다.

일단 증상이 있으면 처방받은 약을 계속 먹이는 것이 좋습니다. 열도
떨어지고 다른 증상도 모두 없어지면 안 먹어도 됩니다.

단, 항생제가 섞여 있다면 의사와 상의해서 끊도록 합니다.

해열제 하루 허용량을 넘겼습니다. 어쩌면 좋을까요?

Q. 16개월 9kg 아기예요. 이전 해열제를 이부프로펜 계열로 먹이고
4시간 지나서 아세트아미노펜 계열 해열제로 먹인다는 걸 덱시부
프로펜을 먹였어요. 오늘 먹은 양이 총 20ml네요. 하루 허용량에

서 2미리 초과하고 말았는데 어떻게 하면 좋죠?

A. 해열제 과다 복용을 피하기 위해 먼저 하루 허용량 계산법을 기억해
두면 좋습니다. 아세트아미노펜 계열인 타이레놀이나 챔프의 하루 허
용량은 체중 곱하기 2.5입니다. 이부프로펜이나 덱시부프로펜의 하루
허용량은 체중 곱하기 2.3입니다. 단 이부프로펜과 덱시부프로펜은
체중이 30kg 안 되는 경우 하루에 25ml를 넘지 않도록 권고합니다.
특히 이부프로펜과 덱시부프로펜은 결국 같은 계열이므로 합산해서
계산해야 합니다.

아세트아미노펜 계열 해열제인 타이레놀류는 체중의 40퍼센트를 먹
이면 하루 다섯 번, 체중의 절반을 먹이면 하루 네 번을 먹일 수 있습
니다. 맥시부펜, 덱시부펜 같은 부루펜류는 30kg 이하일 때 25ml가
하루 최대 허용량이라서 20kg을 기준으로 8ml씩 먹이면 하루 세 번
밖에 먹이지 못합니다. 그렇기 때문에 허용량이 많은 타이레놀류를 주
해열제로 사용하라고 권장하는 편입니다.

사실 허용량에서 1~2ml 초과하는 것은 전혀 문제가 없습니다. 허용량
이 25ml인데 30ml를 넘은 정도가 아니면 크게 무리 갈 일은 없을 것
입니다. 너무 걱정하지 않아도 됩니다.

**해열제 먹은 지 2시간이 안 됐습니다.
다른 해열제를 교차 복용할 수 있나요?**

Q. 20개월 아기가 밤부터 열이 나요. 해열제 먹인 지 1시간밖에 안
됐는데 39.8도예요. 열이 내리지 않는 걸 보니 아이한테 이 해열
제가 효과 없는 것 같은데요. 다른 종류 해열제를 먹여도 될까요?

A. 해열제의 효과는 2~3시간이면 최대가 됩니다. 따라서 그때까지는 기다리는 것이 원칙입니다.

다만 40도 넘는 고열일 때 해열제를 먹고 1시간 뒤에도 계속 40도 이상이면 한 번 정도는 교차 복용해도 괜찮습니다. 고열이 오래가서 탈수가 온다면 그 손해가 해열제 부작용이 끼칠 수 있는 손해보다 더 크기 때문입니다.

항생제를 처방받았습니다.
먹으면 설사하는데 괜찮은 건가요?

Q. 8개월 아기가 항생제만 먹으면 아주 물 같은 설사를 해요. 계속 기저귀에 지리고 항문 쪽이 빨갛게 헐어서 보는 저도 마음이 아프네요. 이런 것도 항생제 부작용인가요? 그런데도 항생제를 먹이는 게 맞는 건가요?

A. 대개 항생제 작용을 도와주는 성분이 설사를 유발합니다. 하루 서너 번까지는 그냥 지켜보도록 합니다. 혹시 다섯 번이 넘어가면 항생제를 다른 종류로 바꿀 것인지 의사와 상의하면 됩니다.

항생제는 반드시 의사와 상의한 뒤에 끊든지 바꾸든지 해야 합니다. 임의로 끊으면 내성이 생겨서 바람직하지 않습니다.

아이가 자주 열나고 아픕니다.
면역력 검사를 해야 할까요?

Q. 23개월 아기를 키우는 워킹맘이에요. 올 3월부터 아기가 어린이집에 다니기 시작했어요. 그런데 잔병치레가 너무 심합니다. 매달 독감에 열감기, 장염에 수족구까지 유행하는 병이란 병은 다 걸리는 것 같아요. 어린이집 다니면 약을 달고 산다고 듣기는 했지만 일하는 엄마로서 힘들기도 하고 아이한테 미안한 마음이 드네요. 면역력 검사를 해 볼까요? 체구도 큰 편이고 밥도 잘 먹고 잠도 잘 자는데 왜 이렇게 자주 아플까요?

A. 한 달에 두세 번씩 열나는 아이가 정말 괜찮은 건지 걱정이 많이 될 겁니다. 그러나 폐렴이나 뇌수막염이 반복적으로 걸리는 상황이 아니라면 면역력 검사는 필요 없다고 봅니다.
1년에 열 번 열나는 것은 지극히 정상입니다. 스무 번 정도라도 걱정할 건 아닙니다. 열나는 횟수보다는 열의 지속 기간이 더 중요합니다. 또 열의 원인이 무엇인가가 더 중요합니다.

아기가 열난 지 며칠 됩니다.
피 검사를 해야 하나요?

Q. 9개월 아기가 계속 열이 있어요. 오늘로 4일째인데 여전히 열이 나네요. 병원에서 소변 검사도 하고 엑스레이도 찍어 봤는데 별문

제가 없다고 했고요. 지금이라도 피 검사를 해야 할까요? 워낙 자지러지게 우는 아이라 웬만하면 피 검사는 안 했으면 하는데 열이 내리지 않아 속상해요.

A. 보통 열의 가장 흔한 원인은 바이러스입니다. 바이러스성 열감기나 인두염, 편도염 등은 대부분 3~4일 내로 좋아집니다.

따라서 열이 5일 이상 갈 때만 피 검사를 고려합니다. 5일 이전이라면 100일 이하 아기일 때, 심한 세균 감염이 의심될 때처럼 특별한 이유가 있어야만 피 검사를 고려합니다.

만약 열난 지 5일이 넘어서 피 검사를 했는데 염증 수치도 별로 높지 않고 정상적이면 또 3~4일은 지켜봐도 됩니다. 피 검사에서 이상 없으면 일단 심각한 감염은 아니라는 뜻입니다.

열이 떨어지지 않습니다. 왜 이럴까요?

Q. 아기가 어제부터 갑자기 열이 나요. 병원에서는 목이 약간 부은 것 빼고는 아무 이상 없대요. 열이 39도가 넘어서 해열제를 교차 복용하는데 잠깐 떨어질 듯하다가도 금세 다시 올라요. 계속 38.8도 38.9도 그런 상태예요. 보통 해열제를 먹으면 효과가 잘 나타나는 편이었는데 이번엔 왜 열이 안 떨어지는 걸까요?

A. 대답하기가 참 어려운 질문입니다. 열이 떨어지지 않는 이유를 진찰 없이 몇 가지 정보만으로 정확히 알기는 어렵습니다.

일단 엄마 선에서 체크할 수 있는 것부터 꼽자면 해열제를 적게 먹은 건 아닌지 살펴봐야 합니다. 또 탈수가 있지는 않은지, 아이 컨디션이 나빠지지는 않는지 잘 확인하도록 합니다.

항생제를 사용해야 할 때는 최소 2~3일은 먹어야 열이 잡힙니다. 독감도 타미플루 2~3일은 먹어야 열이 떨어집니다. 오늘 병원에서 약 처방받고 한두 번 먹었는데 왜 열이 안 떨어지나 조바심내는 건 너무 성급한 감이 있습니다. 그 마음은 충분히 이해합니다. 그래도 조금 더 마음을 강하게 먹고 기다려 보는 게 좋겠습니다.

장염인가요? 점액변인가요?

Q. 지난 주말부터 쉰 목소리가 나고 가래 섞인 기침을 했어요. 병원에서 감기 진단받고 약 먹이고 있고요. 약에 항생제는 없는데 오늘 연달아 세 번 묽은 변을 보네요. 장염인 걸까요? 열은 어젯밤에 한 번 오른 다음에는 괜찮은 상태예요.

A. 묽은 변을 한두 번 봤다고 해서 장염인지 아닌지는 알기 어렵습니다. 일단은 열이 있는지와 묽은 변을 몇 번 봤는지가 중요합니다. 열나면서 하루 세 번 이상, 열 없이 하루 다섯 번 이상이 묽은 변이면 장염을 의심해 볼 수 있습니다. 물론 의사가 진찰을 하거나 엑스레이를 찍어야 확실한 진단이 가능하니 병원을 다녀오는 게 좋습니다.

점액변인 경우 장염을 의심할 수는 있지만 점액변이 있다고 반드시 장염인 것은 아닙니다. 이 역시 의사의 진찰이 필요한 상태라고 하겠습니다.

약은 보통 몇 시간 간격으로 먹어야 하나요?

Q. 아이가 어제부터 감기 기운이 있어요. 오늘 병원 진료받고 처방받아서 약을 지어 왔어요. 하루 세 번 먹여야 하는데 6시간 간격으로 줘도 될까요? 8시간 간격으로 먹이려니 일찍 잠들어 버리면 먹이기 힘들어서요.

A. 하루 두 번 먹어야 하는 약이면 12시간이 이상적이지만 안 되면 10~14시간 간격으로 먹습니다. 또 하루 세 번 먹어야 하는 약이면 8시간이 이상적이지만, 최소 6시간 간격을 두고 12시간 이상은 간격이 벌어지지 않게 합니다. 하루 네 번 먹어야 하는 약이면 6시간 간격이 이상적이고, 최소 4시간 간격을 둡니다.
아이가 자는 동안이라도 약은 정확하게 먹이는 게 좋겠지만 한두 시간 차이가 생기는 건 괜찮습니다.

해열제를 냉장 보관, 항생제를 실온 보관했습니다. 괜찮을까요?

Q. 오늘 아이가 콧물 때문에 병원에 가서 항생제를 처방받았어요. 그런데 냉장 보관인 것을 깜빡하고 차에 2시간 정도 놔둔 채로 볼일을 보러 다녔지 뭐예요. 날씨가 많이 덥지는 않았지만 항생제 약통을 만져 보니 좀 미지근한 것도 같아서요. 색깔은 그대로인데 먹여도 괜찮은 걸까요?

A. 약마다 보관법은 조금씩 다릅니다. 실온 보관해야 하는 약도 있고 냉장 보관해야 하는 약도 있습니다. 약을 받을 때는 기본적으로 어떻게 보관해야 하는지 설명을 듣습니다. 처방 없이 살 수 있는 약은 상자나 설명서에 보관법이 표기돼 있습니다.

항생제는 실온 보관인 게 있고 냉장 보관인 게 있습니다. 냉장 보관해야 하는 항생제는 실온, 특히 높은 기온에서 변질될 수도 있습니다. 일단 변색이 없다면 두 가지 다 몇 시간 정도 방치한 것은 큰 문제가 아닙니다. 하지만 색이 변하거나 약통이 부풀었다면 다시 처방받도록 합니다.

시럽을 섞어서 몇 시간 정도 두는 것은 괜찮습니다. 그러나 어린이집에 약을 보내야 할 때는 될 수 있는 대로 시럽과 가루약을 분리해서 보내는 것이 좋습니다.

같은 해열제를 2시간 만에 또 먹였습니다. 어쩌면 좋을까요?

Q. 아기 열이 막 39도를 찍어서 타이레놀시럽을 먹였어요. 다시 열이 올라 해열제를 교차 복용한다는 게 그만 실수로 같은 아세트아미노펜 성분인 챔프시럽을 2시간 만에 먹인 거예요. 어쩌면 좋죠, 괜찮을까요?

A. 대개 같은 계열 해열제는 최소 4시간, 다른 계열 해열제는 최소 2시간 간격을 두라고 합니다. 그런데 같은 계열 해열제를 4시간 이내 먹이는 경우가 종종 있는 듯합니다.

한 번 정도는 괜찮습니다. 다만 계속 그러면 안 됩니다. 어떤 해열제를 언제 먹였는지 항상 정확히 확인하도록 합니다.

의사가 만든 열관리 잘하는 비법!!

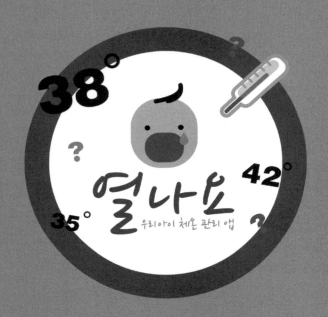

왜 그렇게 밤만되면 열이 나는지, 매번 불안하셨죠?
우리아이 체온 관리 앱 **열나요** 로 스마트하게 관리하세요.

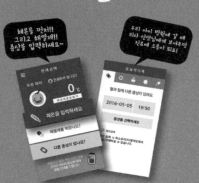

체온을 먼저!!
그리고 해열제!!
증상을 입력하세요~

우리 아이 병원에 갈 때
의사 선생님에게 보여주면
진료에 도움이 되죠!

의사선생님께 들은 주의 사항을 적으세요.
열나요의 알림에 맞춰 체온, 해열제를 입력해 주시면
열나요가 아이의 열관련 위험요소를 파악하고
어떻게 해야할지 알려드려요!

- 다른 증상이 있어요.
- 예방 접종을 맞았어요.
- 병원에 다녀왔어요.
- 항생제를 먹었어요.
- 오늘의 일을 기록해요.

앱스토어, 구글플레이에서 '열나요'를 검색하세요